# 胫骨横向骨搬移
# 治疗重度糖尿病足

Treatment of Severe Diabetic Foot Using Tibia Transverse Transport

主　编　花奇凯

副主编　赵劲民　邝晓聪　丁　毅

编　委（按姓名汉语拼音排序）

陈俊强　陈　炎　丁　毅　郭思恩　何立环

何文政　花奇凯　黄　凯　邝晓聪　林成新

林震迅　聂新宇　秦映芬　覃　忠　苏　伟

汤展宏　温汉春　杨思捷　杨桢华　赵劲民

钟兆伟　周红卫　周　嘉　庄　胜

北京大学医学出版社

**图书在版编目（CIP）数据**

胫骨横向骨搬移治疗重度糖尿病足 / 花奇凯主编.
—北京：北京大学医学出版社，2023.1（2023.9 重印）
ISBN 978-7-5659-2710-2

Ⅰ．①胫… Ⅱ．①花… Ⅲ．①糖尿病足—诊
疗 Ⅳ．①R587.2

中国版本图书馆CIP 数据核字(2022) 第 153991 号

胫骨横向骨搬移治疗重度糖尿病足

主　　编：花奇凯
出版发行：北京大学医学出版社
地　　址：（100191）北京市海淀区学院路 38 号　北京大学医学部院内
电　　话：发行部 010-82802230；图书邮购 010-82802495
网　　址：http：//www.pumpress.com.cn
E－mail：booksale@bjmu.edu.cn
印　　刷：北京金康利印刷有限公司
经　　销：新华书店
责任编辑：冯智勇　　责任校对：靳新强　　责任印制：李　啸
开　　本：889 mm×1194 mm　1/16　印张：8.5　字数：228 千字
版　　次：2023 年 1 月第 1 版　2023 年 9 月第 2 次印刷
书　　号：ISBN 978-7-5659-2710-2
定　　价：98.00 元

# 主编简介

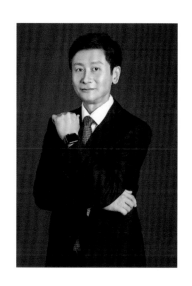

花奇凯　医学博士，博士研究生导师。广西医科大学第一附属医院主任医师、教授。现任中国中西医结合学会骨搬移治疗糖尿病足及微血管网再生专家委员会主任委员、骨伤科分会外固定专家委员会副主任委员，广西医师协会骨科医师分会外固定专业委员会主任委员，中国医师协会骨科医师分会骨搬移糖尿病足学组副组长、外固定与肢体重建专业委员会委员、肢体延长与重建工作组委员，中华慢病学院伤口分院副院长，国际肢体延长与重建学会中国部委员，日本创伤外固定与骨延长学会会员。

2013 年 12 月起，创新性运用胫骨横向骨搬移技术治疗重度糖尿病足，至 2019 年 10 月已治疗 516 例患者，保肢率高达 96.1%。2015 年，在《广西医科大学学报》发表国内首篇胫骨横向骨搬移治疗糖尿病足的中文文章，开创并推动了这项技术在国内的发展。2019 年，在 *Clinical Orthopaedics and Related Research* 发表了世界首篇胫骨横向骨搬移治疗重度糖尿病足的英文文章，向全世界提出了以组织再生方式治疗糖尿病足的中国原创方案。

# 序 一

1968 年，苏联 G. A. Ilizarov 医师的《骨外固定牵伸压缩技术的实验与临床研究》通过了博士论文答辩，其中首次提出"骨搬移"俄文名词。1992 年，Ilizarov 的生物学理论与技术以英文专著出版时，将这个俄文名词翻译成英文"bone transport"，由此该英文名称在全世界得到广泛传播。

2001 年，曲龙医师在《中华医学杂志》报道一例胫骨横向骨搬移血管再生技术治疗血栓闭塞性脉管炎，首次在中国提出"横向骨搬移"这个名词，其临床结果证实，切割半片胫骨用外固定器横向牵拉移动，能够刺激血管再生，从而治疗下肢缺血性疾病。在之后的中文文献中，不同的学者发表论文时将"bone transport"翻译成"骨输送""骨段滑移""骨段延长""骨转移"等。为了形成一个学界统一的中文翻译名词，2008 年本人邀请曲龙医师合写了"伊利扎洛夫技术中 Bone Transport 的中文命名商榷"一文，投稿到《中华骨科杂志》，建议统一使用"骨搬移"这个中文名词。2009 年，曲龙医师编著出版了《骨搬移治疗骨不连与骨缺损——Ilizarov 技术的临床应用》，此书对骨搬移原理与技术的传播及"骨搬移"中文名词的固化发挥了奠基作用。

2013 年 12 月，在中国医师协会骨科医师分会（Chinese Association of Orthopaedics Surgeons，CAOS）时任会长王岩教授的支持下，本人发起成立外固定与肢体重建专业委员会（Chinese External Fixation Society，CEFS）。2014 年 5 月，在第七届中国骨科医师年会上首次设立外固定与肢体重建会场。广西的花奇凯医师在这次会议上报告了胫骨横向骨搬移治疗糖尿病足的病例，其介绍的重度糖尿病足病例用经典外科学方法几乎无法治疗，但仅用一个简单的胫骨横向骨搬移技术，就能使溃疡组织恢复健康，创面渐渐愈合，从而保住了肢体及其功能，呈现出"化腐朽为神奇"的效果。花奇凯医师 8 分钟的报告是这次会议的突出亮点。作为 CEFS 的成立发起人，我意识到，中国化的 Ilizarov 技术中一个横跨骨科、微循环外科、内分泌学科的新领域就要诞生了。

为了推动这个新兴技术的规范应用与发展，本人安排张永红、花奇凯等教授牵头申请成立骨搬移糖尿病足学组，并经 CAOS 批准。在 2019 年第十二届中国骨科医师年会上，张英泽院士、王坤正教授主持了骨搬移糖尿病足学组成立仪式。一个全新的交叉整合学术组织在中国大地出世了，从此以后，骨科医生与血管外科、显微外科、内分泌科等医生协作，应用胫骨横向骨搬移技术治疗糖尿病足，成为一个新的基础与临床应用研究热点。

2019 年，花奇凯团队在 Clinical Orthopaedics and Related Research 发表了第一篇胫骨横向骨搬移治疗重度糖尿病足的英文文章，向全世界介绍了以组织再生方式治疗糖尿病足的中国原创方案，同年骨搬移糖尿病学组组稿 12 篇相关论文，在《中国修复重建外科杂志》第 8 期刊发了横向骨搬移专题，并发表了"胫骨横向骨搬移技术治疗糖尿病足专家共识"。

骨搬移包括纵向、横向或斜拉骨搬移，通过骨组织再生修复骨缺损、骨不连或治疗骨髓炎。单侧皮质骨搬移可实现重建半侧骨缺损，横向骨搬移能增粗骨骼，治疗缺血性疾病。该方法是 Ilizarov 教授天才的医学发明之一，在全球外科史上首次做到了通过体外的应力调控，将肢体的某一部分在体内拖曳移动，实现组织再生重塑，从而达到自然修复肢体缺损、治愈某些疑难杂症的目的，且肢体内不需要放置任何内植物。该项技术与理念是仿生医学的典范，被誉为治疗肢体复杂创伤、重度残缺畸形与疑难杂症的"最后救生船"。

本书是花奇凯团队在赵劲民校长的支持下，对重度糖尿病足进行了一系列研究并成功手术治疗 500 余例病例的系统总结。面对一个个肢体腐烂、流脓，濒临截肢的糖尿病足晚期患者，若缺乏医者仁心、济世使命，以及为人民解除疾苦的大爱情怀，是无法做出如此非凡成就的。

胫骨横向骨搬移是个较简单的手术，治愈重度糖尿病足的机制尚未明确。从认识论看，临床医学存在两种思维：还原论方法思维，是将简单的问题复杂化；系统论整体观思维，则是将复杂的问题简单化。后者提倡用最少的信息来解决最多的问题，胫骨横向骨搬移治疗糖尿病足就属于这种临床思维。事物总是存在基本结构和基本原理的，对于复杂系统而言，这些基本结构和基本原理更隐秘，需要通过长时间的实践、摸索和总结，结合必要的观察实验和统计分析，才有可能发现某些规律。换句话说，复杂系统也有简单原理，这是最接近传统科学认识论的观点。这就意味着，处理复杂疾病不一定只有复杂的手段，简捷的方法也可以有效。

用于认识和优化复杂系统的知识是多样化的，不仅包括成文的知识或指南，也包括专家的直觉和经验，后者在对复杂系统的认识过程中起到极为重要的作用。应力控制下的肢体重建，激发了人体一个新的运动形式，即模仿自然的生物演化形式，来调控身体的内外平衡从而治愈疾患。"自然性"是一切医疗活动和结果正确与否的最真实评判，"疗效"是检验临床医学的标准。在这个方面，中国"天人合一、道法自然、以人为本"的哲学思想与价值观，有利于创造出具有中国特色的医学道路、技术体系。

所有考古、年代分析与进化路径的科学研究几乎都是以骨骼化石作为依据的。五亿三千万年前，海洋生物演化出由碳酸盐组成的骨骼结构（震旦虫管 - 小壳化石）。四亿年前海洋脊椎动物登上大陆。约 700 万年前直立行走的智人出现，从此支撑人类形态与功能的骨架再也没有大的改变。时间飞越到公元 20 世纪的科技医学时代，人们将骨骼视为"硬组织"，以人工关节为代表的替代重建风起云涌，切除一段骨关节安装人工假体，置入钢板、螺钉等金属材料成为临床常规手术，由此淡化了对生物骨骼起源的探秘，降低了对"生命骨骼"的敬畏。然而本书介绍通过缓慢撬动一片"活的骨骼"竟然能治疗非骨科的疑难病，如糖尿病足、血栓闭塞性脉管炎、慢性难愈性皮肤溃疡等，手术方法简单且不破坏原有的骨骼结构，产生的奇特疗效目前生物学理论尚不能完全诠释。由此反思，以还原论研究发展起来的西方医学，对生命起源与运行本质的认知多么有限。所幸"满园春色关不住，一枝红杏出墙来"，中国学者突破了西方医学主导的骨科原则围栏，开辟出肢体重建外科一片新天地，且积累的临床经验、病例资料、综合研究的结果引起国际同行的关注。2019 年 8 月，在英国利物浦召开的第四届世界肢体重建大会上，会务组专门为中国安排了 45 分钟"骨搬移糖尿病足"专场，曲龙、花奇凯、李刚代表中国演讲。

爱因斯坦曾说："人只有献身于社会，才能找出那实际上是短暂而有风险的生命的意义。"希望读者学习《胫骨横向骨搬移治疗重度糖尿病足》一书所介绍的方法时，要思考本书背后的时代精神、医者情怀，科学与人文结合方能把握新兴学科发展的正确方向。

国际肢体延长与重建学会（ASAMI & ILLRS）中国区主席
中国外固定与肢体重建专业委员会（CEFS）名誉主任委员
第六届世界肢体重建 (ASAMI-BR&ILLRS）大会（北京 2024）筹委会主席
俄罗斯国家 Ilizarov 中心名誉教授

秦泗河
2022 年 10 月

# 序　二

花奇凯医师的专著《胫骨横向骨搬移治疗重度糖尿病足》即将出版，本书为重度糖尿病足的治疗提供了另一种全新的选择。

重度糖尿病足，即糖尿病足病变晚期，下肢动脉血管闭塞中断，足趾出现溃烂感染或坏疽。按目前医学界遵循的糖尿病足治疗 Wagner 分级法，3 级以上病例最后的治疗选择只有截肢。如果想要保肢，本书介绍的胫骨横向骨搬移手术治疗方法，可以让血管闭塞的小腿重新再生出丰富的微血管网，患病足趾逐渐得到修复并治愈，效果堪称"枯木逢春"。

广西医科大学临床再生医学团队积累了 500 余例成功案例，证实了这种方法的实用性和有效性，保肢率达到约 96%。希望至今还不相信这种治疗方法的医师，在仔细阅读此书的基础上，可以找机会参观手术，随访术后患者，眼见为实，感受一下临床再生医学的魅力。

花奇凯教授及其团队在以上工作的基础上取得的成果还有：①提出糖尿病足胫骨横向骨搬移综合分型法，将糖尿病足晚期病例以往遵循 Wagner 分级法只能选择截肢的消极状态改变为现在可以选择应用胫骨横向骨搬移技术保肢的积极状态。②发现并提出了"隔山打牛"的"召唤效应（summon effect）"，当双下肢同时发生糖尿病足时，严重一侧无法手术，只能选择较轻一侧手术，结果没做手术一侧的糖尿病足也同时获得治愈。这是胫骨横向骨搬移技术意想不到的巨大收获，并值得做进一步研究。

最早的胫骨横向骨搬移技术起源于 20 世纪 70 年代。Ilizarov 医师设计了这种手术方法，主要是用于治疗脊髓灰质炎后遗症下肢萎缩的增粗塑形。20 世纪 80 年代 Ilizarov 医师又做了犬的胫骨横向骨搬移血管再生动物实验。

2001 年，《中华医学杂志》报道了曲龙医师应用胫骨横向骨搬移技术治疗血管闭塞性脉管炎，这是中国医学临床上以再生的方式治疗下肢缺血性血管疾病的开端。受此血管再生现象的启发，花奇凯医师秉承着科学精神，将胫骨横向骨搬移技术带入了糖尿病足坏疽的治疗领域。经过近十年的努力，获得了如今有目共睹的疗效，这种探索精神让人钦佩。大量的临床病例总结和全国众多医师的报道共识，都践行了科学精神和 Ilizarov 医师的名言：事实是科学的上帝！

在本书中，花奇凯医师一定是领会了 Ilizarov 医师智慧的奥秘，他诠释了 Ilizarov 技术是哲学，哲学不是要求人们信仰它的结论，而是引导更深层次的思考。这个技术，代表了一种可能性，即发生在患者身上的可能性是患者的状态一直可以改变或被改变，而医师获得的可能性皆是取舍之间想象不到的效果。Ilizarov 由这一哲学指导思想（质疑常识）提出的牵拉组织再生原理（distraction histogenesis），就是 Ilizarov 外固定技术的核心，也是医生们挑战不可能和缔造各种可能性的来源。各种组织是在有节律性的慢性牵张力作用下，呈现出的细胞能量代谢及增殖活跃，进而发生组织再生的效果，包括了骨、血管、皮肤、神经、淋巴等组织的活跃再生。胫骨横向骨搬移，就是人为造成局部微骨折，通过体外可调控的外固定器连接体内的骨块进行慢性牵拉，通过应力刺激促使机体发生反应而产生效果。这种效果是遵循 Ilizarov 牵张组织再生原理，由骨科医师的手来控制完成的，这也是胫骨横向骨搬移治疗和手术的依据。

Ilizarov 还有两句名言：①"种地一定要翻地！"②"没有血管的再生，其他组织的再生是不可能的！"胫骨横向骨搬移的效果已经证实了 Ilizarov 牵拉组织再生原理的真实性和有效性。

相信本书的出版，会给广大重度糖尿病足患者带来保肢的福音，也是完成了 Ilizarov 医帅的一个夙愿。

向中国广西医科大学临床再生医学团队致敬！

感谢花奇凯医师，把这一宝贵的著作呈现给我们。

2022 年 10 月
于北京云岗听雨楼

# 前　言

　　一直以来，重度糖尿病足的治疗都是我们医务工作者面临的一个挑战，也是医生和患者心头挥之不去的一片阴霾。广西医科大学再生医学团队自 2013 年起运用胫骨横向骨搬移再生组织及微循环技术治疗重度糖尿病足，历经数载，至 2019 年 10 月已成功治疗 500 余例重度糖尿病足患者，其治疗效果显著且出人意料，保肢率在 96% 左右，令我们非常兴奋。其间，吾等曾将阶段性的临床及基础研究结果及经验教训陆续发表于国内及国际专业杂志，并通过各级学术会议与各位同道们进行面对面的交流，反响良好。目前，国内跟进该技术的同道日渐增多，呈现星火燎原之势，推广与研究工作方兴未艾。

　　然而，由于杂志发表文章版面所限，会议报告时间亦较为仓促，每每总有意犹未尽之感——关于该技术的一些细节问题无法一一阐述，引为憾事。加之经过数年的不断实践、摸索和积淀，我们团队也获得了一些心得领悟，初步总结了一些规律性的思路与体会，只是未曾有合适的机会与同道们尽兴交流。所幸这个遗憾行将终结。在北京大学医学出版社的关心和支持下，我们编写完成了《胫骨横向骨搬移治疗重度糖尿病足》一书，希望以一个外科医师的视角去展现胫骨横向骨搬移技术的全貌，通过一个个典型病例的诊治过程讲述该技术的运用心得。此外，我们毫不避讳地阐述、分析失败病例的原因以及并发症的应对之策，只为将来同道们在运用该技术时能够更加得心应手，少走弯路。本书中我们以大量的彩图为主，搭配适量的文字解释，使该技术能够很直观地呈现在读者面前，达到一种"面对面"交流的效果。

　　此书的出版过程并非一个撰写与印刷的过程，而是在医师与患者共同对抗糖尿病足的战斗中一点一滴累积而成的。我们要感谢患者及家属对我们工作的理解与配合，我们更要感谢所在单位与社会对我们工作的大力支持，感谢我们的家人对我们艰辛劳作的无怨后援，感谢秦泗河先生、曲龙先生对我们工作的指导和建议。愿我们谨记"众人拾柴火焰高"——以两位前辈为榜样，团结协作，为中国骨搬移事业尽一份力，亦为中国人民的健康生活做出我们骨科人的应有贡献。此书由广西医科大学第一附属医院临床研究攀登计划（基金号 yyzs2020010）支持完成。

花奇凯

2022 年 10 月于广西医科大学

# 目　录

# 背 景

## 一、骨搬移临床应用与发展历史

在骨折、肢体损伤与残缺等创伤性疾病的治疗手段中，骨外固定技术被广泛应用。现代骨科外固定技术起源可以追溯到 19 世纪 30 年代，法国、美国等国家的外科医师开始使用外固定技术治疗骨折[1]，后续发展到运用外固定构型进行骨折端加压治疗骨不连等多种骨科疾病。直到 20 世纪 60 年代，苏联外科医师 Ilizarov（伊利扎诺夫）在临床工作中观察到：运用外固定器材缓慢反向牵拉两个骨折端，两骨折端之间逐渐增大的"空间"不仅没有被瘢痕组织填充，反而出现了新生的骨骼，此即著名的"牵张成骨"现象。Ilizarov 医师在运用"牵张成骨"理论治疗了大量骨缺损、骨髓炎、骨不连、肢体不等长等疑难骨病的同时，结合动物实验深入研究后总结出了著名的"张力 - 应力法则"（law of tension-stress，LTS）[2]：生物组织在持续、稳定、缓慢牵拉下能刺激细胞分裂、生成组织，可修复肢体的各种缺损。他首次将骨外固定技术中牵引力学效应与组织再生和修复联系起来，认为牵引力学作用可以促进牵引成骨与相邻组织的再生，如神经、肌肉、微血管和皮肤等再生，并以此为基础创新性构建了 Ilizarov 骨外固定技术和手术设备体系，极大地推动了骨外固定技术在骨科领域的应用，尤其是针对重度肢体残缺、慢性骨髓炎、严重关节挛缩以及大段骨缺损和各种濒临截肢的畸形等骨科疑难病例的有效治疗。"张力 - 应力法则（LTS）"将牵张成骨内涵拓展，延伸到"牵引成组织"，即主动利用骨搬移技术的牵张成组织效应，作为组织损伤修复治疗以及矫正畸形治疗临床切入点，不仅在矫形外科广泛应用，在颌面外科、美容外科学等领域的应用也相当普及。

## 二、胫骨横向骨搬移治疗技术的起源与发展以及临床应用概况

秦泗河教授于 20 世纪 90 年代赴俄罗斯学习 Ilizarov 骨外固定技术，并将该技术引入国内，通过消化吸收，结合中国实际情况进行改良创新，在矫形外科方面做出了卓越的成就。他提出的骨科自然重建理念，推动了该技术在国内相关领域的迅速发展[3]。曲龙教授自日本学成回国后首先报道了利用胫骨横向骨搬移（tibia transverse transport，TTT）技术系统治疗 1 例血栓闭塞性脉管炎引发的疼痛性下肢溃疡患者[4]，提示骨牵张效应可改善患者下肢的局部组织供血，估计与骨牵张成组织效应引发的微循环血管再生有关，因此有学者认为胫骨横向骨搬移是一项微循环血管再生技术[5]。

在此简单回顾一下骨外固定技术的发展。骨外固定技术起始阶段是被动用于骨折固定与促进创伤的愈合，在"张力 - 应力法则（LTS）"提出后，才从单纯固定概念发展成为运用固定器缓慢、

稳定、持续移动以激发身体再生组织的观念，所以现代"外固定"不可以从字面来理解其技术的核心——"张力 - 应力法则"的关键其实在于"动"，绝非传统外固定理念的"静"，这也与人体自然重建的理念高度吻合；而"张力 - 应力法则"的内涵也在实践中得到进一步的延伸。从早期的牵拉生成骨骼的 Ilizarov 经典技术，发展成为现今的牵拉生成组织的后 Ilizarov 时代的特色，这使得骨搬移引发的牵张成组织效应得以运用于皮肤创面等多种组织损伤的再生修复治疗过程中。其中最具代表性的是广西医科大学赵劲民教授再生医学团队中的花奇凯教授。他受曲龙教授运用胫骨横向骨搬移（TTT）治疗血栓闭塞性脉管炎的开创性工作之启发，将胫骨横向骨搬移（TTT）技术与"手风琴（Accordion）技术"相结合，以骨搬移引发的牵张生物学效应为基础，创新性地采用骨搬移技术开拓发展了复杂难愈性创面的治疗技术新领域 [6]，达成以难愈性重度糖尿病足创面治疗为突破口的新局面。初步统计 2013—2019 年采用胫骨横向骨搬移（TTT）治疗 516 例重度糖尿病足患者的疗效，创面愈合率高达 96%，截肢率仅 4%，最重要的是达到了保肢的临床治疗目的。该技术在患者胫骨内侧开"骨窗"，并将骨窗进行垂直于下肢纵轴的横向搬移 2 周，然后再将骨窗返回搬移 2 周，搬移速率均为 1mm/d。此过程类似"手风琴"演奏时的运动轨迹，形成特有的"手风琴式"胫骨横向骨搬移技术。临床上运用胫骨横向骨搬移技术治疗各种重度糖尿病足获得令人欣喜的临床疗效 [7]，使得这项技术逐渐在国内被越来越多的同道采用以对抗重度糖尿病足这一顽疾。

以糖尿病足创面为代表的难愈性创面，迁延不愈，病程长，医疗费用高，其愈合率低和难以保肢一直是临床治疗难题。而胫骨横向骨搬移技术的出现，既是骨外固定技术的进一步延伸，也是"张力 - 应力法则"内涵的升华，开创了难愈性创面治疗的新领域，成为解决糖尿病足创面愈合率低和保肢难题的极有治疗效率的一项新技术，为广大的医务工作者攻克这一顽疾带来了乐观的前景。

（花奇凯　赵劲民）

## 参考文献

[1] 秦泗河. 现代骨外固定技术——传统的继承、发展与突破[J]. 山东医药, 2012, 52(36): 1-2, 33.

[2] Ilizarov GA. The tension-stress effect on the genesis and growth of tissues. Part I. The influence of stability of fixation and soft- tissue preservation[J]. Clin Orthop Relat Res, 1989: 249-281.

[3] 秦泗河, 曲龙. 骨外固定技术的发展史与骨科自然重建理念的形成[J]. 中国矫形外科杂志, 2009, 17(016): 1262-1265.

[4] 曲龙, 王爱林, 汤福刚. 胫骨横向搬移血管再生术治疗血栓闭塞性脉管炎[J]. 中华医学杂志, 2001(10): 622-624.

[5] 花奇凯, 王林, 冼呈, 等. Ilizarov胫骨横向骨搬移微循环重建技术治疗下肢慢性缺血性疾病的临床疗效[J]. 中国矫形外科杂志, 2015, 23(21): 2007-2011.

[6] 冼呈, 赵劲民, 苏伟, 等. 胫骨横向骨搬移微循环再生技术治疗糖尿病足的临床疗效观察[J]. 广西医科大学学报, 2015, 32(4): 605-607.

[7] Chen Y, Kuang XC, Zhou J, et al. Proximal tibial cortex transverse distraction facilitating healing and limb salvage in severe and recalcitrant diabetic foot ulcers[J]. Clin Orthop Relat Res, 2020, 478(4): 836-851.

# 第一章　胫骨横向骨搬移治疗重度糖尿病足概况

糖尿病患者发生糖尿病足的风险高达 25%，尤其在缺乏规范治疗和宣教的发展中国家，糖尿病足溃疡创面迁延不愈，以干性坏疽、湿性坏疽多见，趾坏死、深且大的溃疡以及骨髓炎等亦常见。糖尿病足还可导致脓毒血症，全身与局部的问题互为影响，形成恶性循环。以往为保全生命，被迫选择一次或多次截肢——14%~24% 的糖尿病足患者需要截肢，若合并严重感染等并发症的重度糖尿病足患者，截肢率则更高。在临床截肢病例中 50%~70% 是糖尿病足患者。此外，糖尿病足溃疡愈合的患者中，1 年内复发率≥40%，3 年内复发率≥60%，5 年内复发率≥65%[1~5]。对于重度糖尿病足，我们认为可以从病情的严重程度和病期的迁延时间来判断：① Wagner 分级：3 级以上或有明确的中动脉闭塞；② TEXAS 分类：2B、2C、2D、3B、3C、3D；③合并全身炎症反应综合征（systemic inflammatory response syndrome，SIRS）、脓毒血症或者感染性休克等全身感染的情况；④合并肾脏等一个或多个器官功能衰竭；⑤经正规的创面治疗 1 个月，溃疡加深、加大或全身状况恶化者。

花奇凯团队自 2013 年起在广西医科大学第一附属医院骨关节科运用胫骨横向骨搬移（TTT）技术治疗糖尿病足，迄今已治疗 500 余例患者，初步统计保肢率达到 96%。因为该团队所在科室并非糖尿病足的首诊科室，故所有患者均为内科治疗或本院其他科室治疗效果不佳之患者，或者是外院治疗效果不佳之患者经介绍转诊而来。该团队所有的糖尿病足患者入组前均接受较长时间的经典中西医治疗效果不佳或加重的病例，即无一不是重度糖尿病足。我们对就诊患者均细心周密分析病情，精心实施治疗方案以及"跟踪式"随访，以保证胫骨横向骨搬移的最终疗效。

2015 年，治疗团队在总结分析前期治疗病例的数据后，在《广西医科大学学报》上发表了此方案治疗糖尿病足的首篇中文论文[6]。幸运的是初期的 60 余例病例无一例截肢，这给了我们极大的信心去进一步研究和推进这项技术。在此之后，随着我们对手术技术的微创化改良，以及我们在不断给患者带来更好治疗体验的同时，也不断地积累更多的病例和治疗经验，并通过一些临床现象去开展相应的临床基础科研。我们的经验总结通过各级学术会议汇报以及发表学术论文的形式引起了许多同道的关注和实践，目前国内已有百余家医疗单位将胫骨横向骨搬移技术应用到糖尿病足的治疗当中，均取得了令人欣慰的治疗效果。

2019 年底，我们团队再次取得阶段性成果——在世界顶级骨科期刊 *Clinical Orthopaedics and Related Research*（简称 CORR，Ilizarov 在 1989 年于此期刊首次发表"张力-应力法则"论文）发表了首篇横向骨搬移治疗糖尿病足的英文文章，这篇文章的发表意味着我们中国原创的治疗糖尿病足的方案经受了严苛的西方学术权威的审核与同行评议，并被他们所接受[7]。以下我们将简单介绍这个临床随访 2 年以上的临床科研过程、数据以及其结论，以证明胫骨横向骨搬移治疗重度糖尿病足的良好效果。

此历经 2 年随访的临床研究的目的是：①对照组为常规治疗组（通常包括清创术、血管重建术、负压伤口治疗术、局部或游离皮瓣移植术）。与对照组相比，胫骨横向骨搬移组能否促进重度难愈性糖尿病足溃疡的愈合，并且减少截肢率和复发率。②胫骨横向骨搬移术后足部的微血管和灌注是否增加。③胫骨横向骨搬移治疗重度难愈性糖尿病足有哪些并发症。

我们纳入胫骨横向骨搬移组的患者资料如下：自 2014 年 7 月至 2017 年 3 月，136 例 TEXAS 分类 2B~3D 的糖尿病足溃疡（伤口深及肌腱、关节囊、骨或关节并伴有感染和 / 或局部缺血）的患者进行了胫骨横向骨搬移治疗。入组患者都曾经过至少 6 个月的传统治疗，但效果欠佳（自身对照）；其溃疡的平均面积为：44 cm² ± 10 cm²。对照组患者：在我院 2011 年 5 月至 2013 年 6 月采用常规治疗（清创术、负压伤口治疗术、局部或游离皮瓣移植术、血管重建术）的 137 例糖尿病足患者。胫骨横向骨搬移（简称横搬）组和对照组的平均年龄分别为 61 岁和 60 岁，两组间与溃疡愈合相关的其他参数没有差异，例如糖尿病病程和溃疡持续时间、溃疡等级和面积、是否吸烟和动脉情况等（表 1-1）。两组间的研究对照指标为：①患者在 2 年随访中溃疡愈合情况（由不参与临床护理的评估者确定愈合部位是否完全上皮化、无分泌物，且至少维持 2 周）；②在 6 个月内治愈的溃疡比例；③大截肢比例；④复发比例；⑤并发症比例。同期横搬组患者进行 CT 血管成像和灌注以评价胫骨横向骨搬移对足部血运的影响。

**表 1-1　两组患者病情特点描述及对照表**

| 参数 | 胫骨横向骨搬移组 (n =136) | 对照组 (n = 137) | P 值 |
| --- | --- | --- | --- |
| 年龄（岁） | 61 ± 10 | 60 ± 11 | 0.83 |
| 男性性别 %(u) | 70 (95) | 64 (88) | 0.32 |
| 体重指数 (kg/m²) | 23 ± 3.2 | 23 ± 3.4 | 0.72 |
| 2 型糖尿病 %(n) | 99 (134) | 99 (135) | 0.99 |
| 糖尿病病程（年） | 21 ± 9 | 20 ± 7 | 0.89 |
| 溃疡病程（年） | 1.5 ± 0.9 | 1.1 ± 0.7 | 0.12 |
| 溃疡面积 (cm²) | 44 ± 10 | 41 ± 9 | 0.23 |
| TEXAS 伤口分类系统 %(n) | | | |
| 2B | 3.7 (5) | 8 (11) | 0.20 |
| 2C | 5 (7) | 7 (10) | 0.63 |
| 2D | 26 (35) | 27 (37) | 0.81 |
| 3B | 4.4 (6) | 5 (7) | 0.79 |
| 3C | 8 (11) | 6 (8) | 0.47 |
| 3D | 53 (72) | 47 (64) | 0.36 |
| 溃疡部位 %(n) | | | |
| 前足 | 45 (62) | 52 (71) | 0.30 |
| 中足 | 29 (40) | 30 (41) | 0.93 |

续表

| 参数 | 胫骨横向骨搬移组<br>($n$ =136) | 对照组<br>($n$ = 137) | $P$ 值 |
| --- | --- | --- | --- |
| 后足 | 15 (20) | 10 (14) | 0.26 |
| 踝以上 | 10 (14) | 8 (11) | 0.52 |
| 外周动脉疾病 %($n$) | 82 (111) | 78 (107) | 0.47 |
| 外周神经病变 %($n$) | 84 (114) | 82 (112) | 0.65 |
| CTA 检测的严重动脉狭窄 %($n$) | 63 (85) | 59 (81) | 0.57 |
| 超声检测的严重动脉狭窄 %($n$) | 57 (77) | 53 (72) | 0.50 |
| 肱踝指数 | 0.37 ± 0.06 | 0.35 ± 0.05 | 0.87 |
| 脑卒中 %($n$) | 9 (12) | 5 (7) | 0.33 |
| 慢性肾衰竭 %($n$) | 15 (20) | 11 (15) | 0.35 |
| 骨髓炎 %($n$) | 54 (74) | 50 (68) | 0.43 |
| 糖化血红蛋白 (%) | 9.7 ± 3.7 | 9.5 ± 3.2 | 0.67 |
| 目前吸烟者 %($n$) | 18 (24) | 15 (20) | 0.49 |
| 先前治疗 %($n$) | | | |
| 　清创术 | 20 (27) | 12 (17) | 0.09 |
| 　负压伤口治疗术 | 6 (8) | 7 (9) | 0.81 |
| 　血管重建术 | 2.2 (3) | 4.4 (6) | 0.31 |
| 　局部或游离皮瓣移植术 | 2.9 (4) | 1.5 (2) | 0.67 |
| 目前治疗 %($n$) | | | |
| 　清创术 | 100 (136) | 100 (137) | |
| 　负压伤口治疗术 | | 29 (39) | |
| 　血管重建术 | 1.5 (2) | 1.5 (2) | 0.62 |
| 　植皮术或同类治疗 | | 29 (39) | |
| 　局部或游离皮瓣移植术 | | 71 (52) | |

注：数据以均值 ± 标准差或百分比 %（例数 $n$）表示；CTA = 计算机体层血管成像。

经过统计学的研究（表 1-2），我们发现：①胫骨横向骨搬移组在 2 年的随访中溃疡的治愈率约 96%（131/136）高于对照组的 72%（98/137），$P<0.001$；②治疗 6 个月时，胫骨横向骨搬移

表 1-2　两组患者的随访结果对照表

| 结果参数 | 胫骨横向骨搬移组<br>($n$ =136) | 对照组<br>($n$ =137) | 比值比<br>(95% 置信区间) | $P$ 值 |
| --- | --- | --- | --- | --- |
| 2 年溃疡愈合率 %($n$) | 96(131) | 72(98) | 10.4 (3.96～27.43) | <0.001 |
| 6 个月溃疡愈合率 %($n$) | 93(126) | 41(56) | 18.22 (8.8～37.76) | <0.001 |
| 大截肢率 %($n$) | 2.9(4) | 23(31) | 0.10 (0.04～0.30) | <0.001 |
| 溃疡复发率 %($n$) | 2.9(4) | 17(23) | 0.15 (0.05～0.45) | <0.001 |

注：数据以百分比 %（例数 $n$）的形式表示。

组的溃疡治愈率 93%（126/136）高于对照组的 41%（56/137），*P* ＜ 0.001；③经过 2 年的随访，胫骨横向骨搬移组中大截肢率 2.9%（4/136）明显低于对照组中大截肢率 23%（31/137），*P* ＜ 0.001；④随访 2 年的复发情况：胫骨横向骨搬移组为 2.9%（4/136），低于对照组的 17%（23/137），*P* ＜ 0.001。其并发症包括：在胫骨皮质切开术部位的闭合性骨折，原因为术后摔倒 [1.5% 的患者发生（1/136 例）]，这些患者采用闭合复位治疗后痊愈；钉道感染 [2.2% 的患者（3/136 例）]，经过换药治疗得到治愈，没有发展为骨髓炎。

　　同时对胫骨横向骨搬移组进行 CT 血管成像和灌注的自身对照研究。同一位患者术前、术后在完全相同的检测条件下进行对照：胫骨横向骨搬移患者的下肢在术后 12 周时与其术前对比：①足部小血管密度更大（术后 19±2.1/mm² *vs.* 术前 9±1.9/mm²；平均差异 10/mm²；*P* = 0.010）（图 1-1）；②血流量更大（术后 24±5 ml/100 g/min *vs.* 术前 8±2.4 ml/100 g/min），平均差异 16 ml/100 g/min（*P* =0.004）；③血容量更高（术后 2.5±0.29 ml/100 g *vs.* 术前 1.3±0.33 ml/100 g）平均差异 1.2 ml/100 g（*P* =0.03）（图 1-2）。

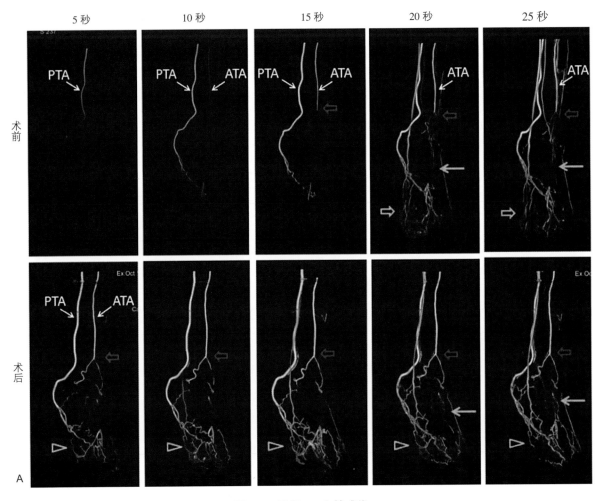

图 1-1　足部 CT 血管成像

该 CTA 图像来自患有左糖尿病足溃疡并经 TTT 治疗的患者。A. 连续的 CTA 图像，显示糖尿病足溃疡在左足底和背部，其在手术后 8 周已痊愈。此为术后 12 周检查所见：患肢较术前更早出现胫前动脉和胫后动脉。与术前相比，一些小动脉变得可见（红色箭头），表明动脉闭塞后再通畅，并在足底（蓝色实心箭头）和前足（蓝色空心箭头）处有更多的小血管

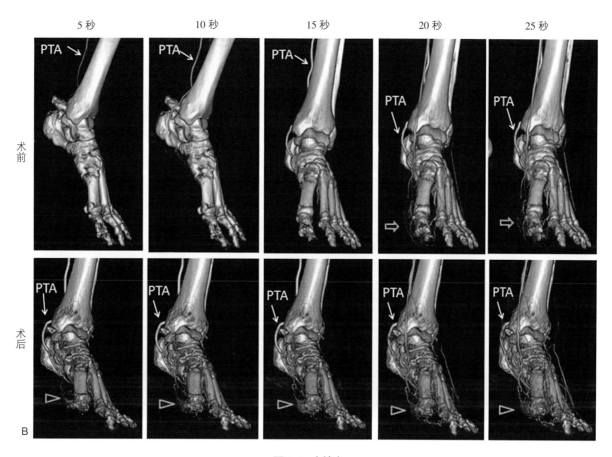

图 1-1 （续）

B. 显示相应血管及其与骨骼的解剖关系

  通过以上 2 年随访病例的临床研究，我们得出初步结论：与传统手术治疗相比，胫骨横向骨搬移术是治疗重度糖尿病足溃疡的有效方法。尽管该治疗方法不同于任何已有方法，但手术操作相对简单，并且手术并发症很少且发生率较低。总之，我们初步发现胫骨横向骨搬移术可促进重度难愈性糖尿病足溃疡的愈合和保肢治疗，并减少复发。此外，胫骨横向骨搬移术的并发症少而且小。将来仍需要进行大样本的病例研究，以确认该手术的有效性和安全性。

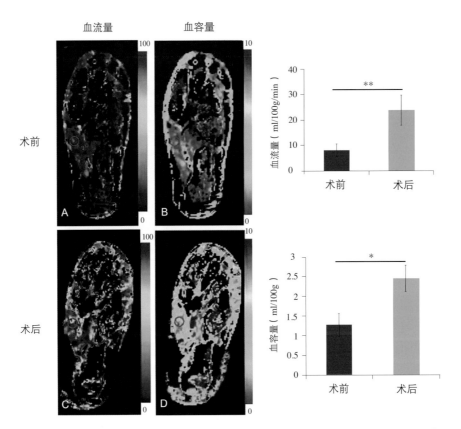

图 1-2　重度难愈性糖尿病足溃疡并经 TTT 治疗患者的患足术前（A、B）和术后（C、D）CT 灌注图，显示该患足的血流量和血容量变化。术后 3 个月时对比术前患足的血流量和血容量均增加。统计分析证实了这一观察结果。*$P<0.05$，**，$P<0.01$

## 参考文献

[1] Mauricio D, Jude E, Piaggesi A, et al. Diabetic foot: current status and future prospects[J]. J Diabetes Res, 2016, 569/1305.

[2] Wukich D K, Armstrong D G, Attinger C E, et al. Inpatient management of diabetic foot disorders: a clinical guide[J]. Diabetes Care, 2013, 36(9): 2862-2871.

[3] Shu X, Shu S, Tang S, et al. Efficiency of stem cell based therapy in the treatment of diabetic foot ulcer: a meta-analysis. [J]. Endocrine Journal, 2018, 65(4): 403-413.

[4] Rosenblum B I. A Retrospective Case Series of a dehydrated amniotic membrane allograft for treatment of unresolved diabetic foot ulcers[J]. Journal of the American Podiatric Medical Association, 2016, 106(5): 328-337.

[5] Armstrong D G, Ajm B, Bus S A. Diabetic foot ulcers and their recurrence[J]. New England Journal of Medicine, 2017, 376(24): 2367-2375.

[6] 冼呈, 赵劲民, 苏伟, 劳山, 花奇凯. 胫骨横向骨搬移微循环再生技术治疗糖尿病足的临床疗效观察[J]. 广西医科大学学报, 2015, 32(4): 605-607.

[7] Chen Y, Kuang X C, Zhou J, et al. Proximal tibial cortex transverse distraction facilitating healing and limb salvage in severe and recalcitrant diabetic foot ulcers[J]. Clin Orthop Relat Res, 2020, 478(4): 836-851.

# 第二章  胫骨横向骨搬移手术技巧

## 一、手术方法

胫骨横向骨搬移外固定构型如图 2-1 所示。在进行胫骨横向骨搬移手术时，术中不上止血带，肢体神经阻滞麻醉后消毒铺巾，在胫骨的内侧面中上部做一个大小约 5.0 cm×1.5 cm 的长方形标记（图 2-2A）。在长方形标记内分别做 2 个长约 1 cm 的直行切口，切开皮肤、皮下组织，保护好骨膜，在骨膜表面（不切开骨膜）潜行游离皮下软组织，范围约为 5.0 cm×1.5 cm，保护好周围血管及神经（图 2-2B）。以微创 4 连孔截骨器为导向（图 2-2C），用直径 2.5 mm 钻头按预设的骨窗进行连续紧密的打孔，在胫骨内侧面上段形成 5.0 cm×1.5 cm 的骨窗（图 2-2D、E）。在截骨骨窗上以 2 cm 间隔各拧入 1 枚 4 mmφ×60 mm 不锈钢半针以搬移骨块（图 2-2F、G）。之后用骨刀沿钻孔轻轻撬动搬移骨块使骨窗能上下移动（图 2-2H），注意一定不要损伤骨髓。缝合皮下组织及皮肤（图 2-2I），放置胶片引流。在距骨窗的近、远端约 2 cm 的胫骨上各拧入 1 枚 5 mmφ×120 mm 的外固定不锈钢半针（穿透两层皮质）（图 2-2J），组合安装胫骨横向骨搬移装置并牢固固定（图 2-2K），75% 乙醇消毒后敷料包扎。术后复查截骨区 X 线片（图 2-2L）。对病情较稳定的患者可在行胫骨横向骨搬移术同时行患足清创术后敞开引流换药或放置负压封闭引流（vacuum sealing drainage,VSD）；病情较重，综合评估考虑目前不可耐受骨搬移手术者，可先行患足清创术并充分引流，待全身感染症状缓解后再行胫骨横向骨搬移术。

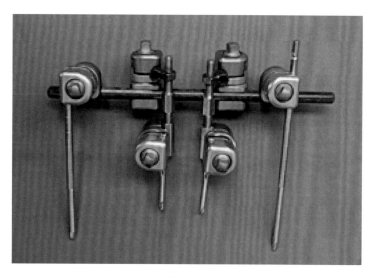

图 2-1  胫骨横向骨搬移外固定构型

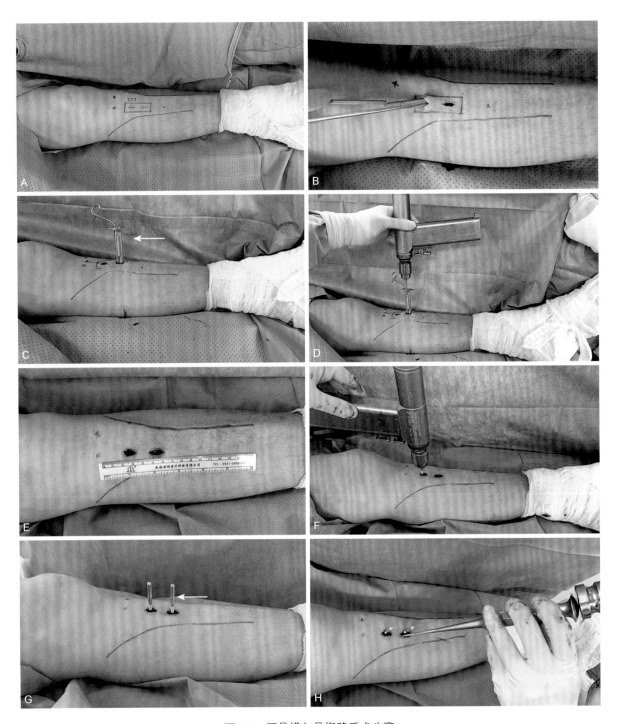

**图 2-2　胫骨横向骨搬移手术步骤**

A. 切口示意图；B. 软组织潜行游离；C. 微创截骨器（箭头所示）；D. 预截骨打孔；E. 完成预截骨；F. 钻入骨针；G. 完成截骨区骨针安装（箭头所示）；H. 撬动骨窗

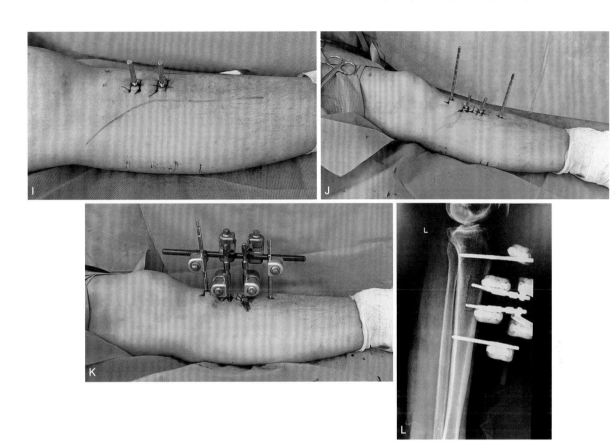

图 2-2 （续）
I.缝合切口；J.钉入胫骨横向骨搬外固定架骨针；K.装配骨搬移装置；L.截骨区 X 线片

## 二、术后搬移方案

手术后第 2 天开始骨搬移，每天向外搬移 1 mm，分 3 次完成，搬移 2 周后复查 X 线片，之后每天反向搬移 1 mm，分 3 次完成（"手风琴技术"），4 周后胫骨骨窗搬移回原位。调节完成，拆除胫骨横向骨搬移支架。其间针道口滴 75% 乙醇预防感染。

以重度糖尿病足溃疡为例，在骨及软组织严重缺损足部（图 2-3A）的同侧胫骨近端内侧（内侧较平坦，易于截骨操作；且胫骨近端为松质骨、骨髓丰富，直径较粗，不易发生截骨块的不愈合或胫骨骨折）截取小片骨皮质，安装外固定支架，对骨皮质缓慢、持续牵张（每天 1 mm，分 4 次进行）（图 2-3A~C），先向内侧牵引 2 周（图 2-3D），再向外侧牵引 2 周，最终骨皮质回到原处（图 2-3E）。拆除外固定架后，骨皮质逐渐愈合（图 2-3F、G），而足部的溃疡也逐渐愈合（图 2-3G）。

图 2-4 X 线片显示横向骨搬移 14 天时，胫骨骨窗经每天 1 mm 搬移后的影像。此后将反向搬移此骨窗（手风琴技术），2 周后骨窗将回归原位。

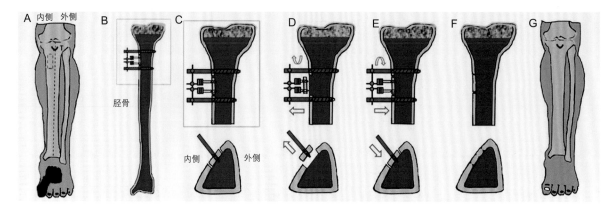

图 2-3　胫骨横向骨搬移技术示意图

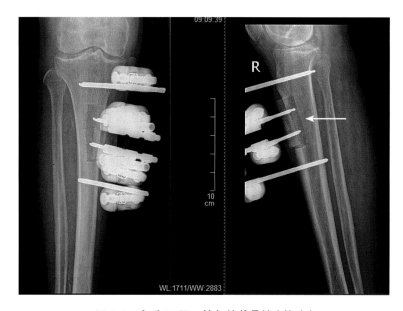

图 2-4　术后 14 天，抬起的截骨块（箭头）

## 参考文献

Chen Y, Kuang X C, Zhou J, et al. Proximal tibial cortex transverse distraction facilitating healing and limb salvage in severe and recalcitrant diabetic foot ulcers[J]. Clin Orthop Relat Res, 2020, 478(4): 836-851.

# 第三章 胫骨横向骨搬移治疗的 相关注意事项

以下以一重度糖尿足患者为例说明胫骨横向骨搬移治疗的相关注意事项。

## 一、术前评估

### (一)手术及麻醉耐受

目前在应用胫骨横向骨搬移治疗难愈性创面时，以下肢创面为主。创面多位于肢体远端，麻醉方式以神经阻滞麻醉为主。截取胫骨骨窗也采用了微创截骨法，损伤小，故患者对手术的耐受程度较高（图 3-1）。

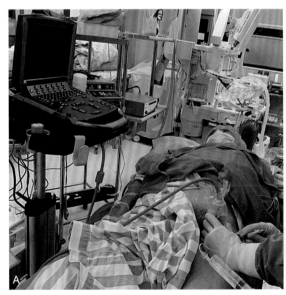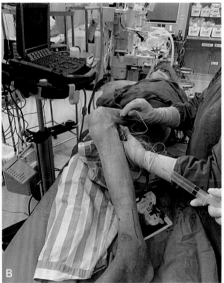

图 3-1 B 超引导下神经阻滞
A.股神经阻滞麻醉；B.坐骨神经阻滞麻醉

## （二）患肢血运判断

由于糖尿病的病理生理改变，糖尿病足极易合并动脉硬化闭塞症，故在术前评估中，对患肢血运的判断尤为重要。其中以动脉超声、创面周围皮温检测以及计算机体层血管成像（CT Angiography，CTA）为主要评估手段。

1.此患者下肢血管超声提示有股动脉、腘动脉血流中断，患者足部皮温降低，故进行 CTA 检查：可见双下肢动脉有多处动脉斑块钙化后形成的"豆荚"样改变，左腘动脉完全闭塞。初步评估可检查创面周围皮温，若相对较暖、皮色较正常则表示创面周围血运尚可。此时运用胫骨横向骨搬移治疗创面可以取得较好的预期疗效（图 3-2）。

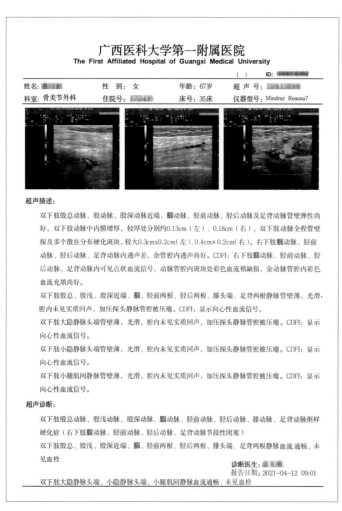
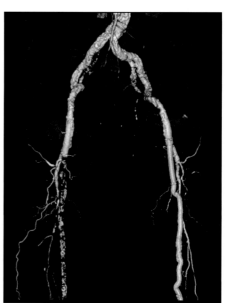

图 3-2　下肢动脉影像

2.此患者入院时足部虽然有大范围坏死（外侧足背穿通到内侧足底）（图 3-3、图 3-4），但是第一、二趾皮温尚暖和，皮色尚正常，判断此足部血运虽不能抵抗感染而愈合，但对于胫骨横向骨搬移来说血运条件达标，估计经过横向骨搬移治疗可以改善血运，抵抗感染，刺激组织再生而达到愈合。

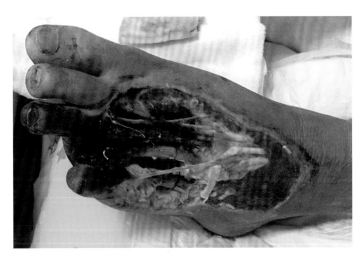

图 3-3 足部创面

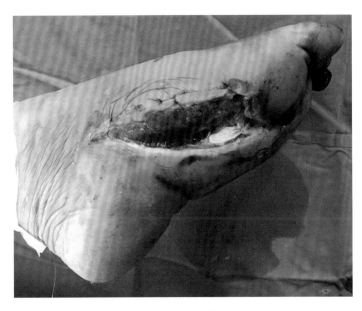

图 3-4 足部创面

　　进行坏死组织清除及胫骨横向骨搬移手术后 6 周，创面肉芽红润，平整，周边上皮已开始爬行，依然可见穿通伤口以及小段的跖骨外露，此时只要常规换药即可达到创面愈合（图 3-5 ）。

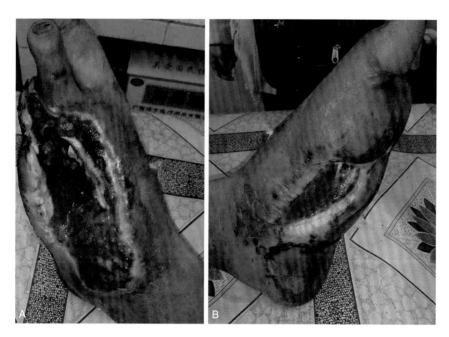

图 3-5　术后 6 周足部外观
A. 足背；B. 足底

　　手术后 10 周可见上皮爬行已将骨外露覆盖，内侧足底的创面已全部完成封闭，在两边上皮汇聚处由于接触抑制而形成一小片痂皮（图 3-6 ）。

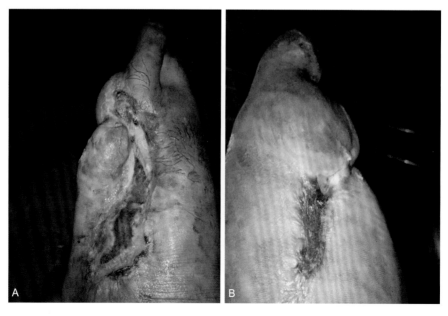

图 3-6　术后 10 周足部外观
A. 足背；B. 足底

术后 12 周患者创面愈合。图 3-7A、B 为术后 1 年时所拍摄，虽然只余有两趾且前足缩窄，但经过康复治疗及运动代偿，患者能够站立行走，日常生活活动无困难。

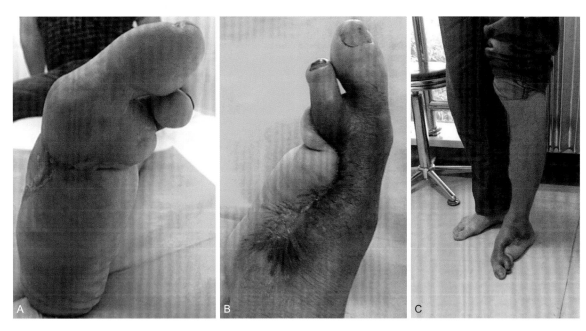

图 3-7　痊愈
A.足底；B.足背；C.站立行走

3. 若创面周围皮温低，足趾皮肤发绀或近期有患肢静息痛等下肢缺血的表现，则需要进一步完善下肢 CTA 及动脉超声检查。下肢血管的影像学检查中，胫前动脉、胫后动脉、腓动脉应至少有 1 条血管有有效血运到达患肢踝平面。若 3 条动脉均无有效血运到达患肢踝平面，则需要联合血管外科进行下肢血运的重建手术后，再行胫骨横向骨搬移术。若下肢 3 条动脉影像学检查有造影剂到达患肢踝平面，但有创面周围皮温低、足趾发绀的表现，此时血管血运可能为无效血运，仍需联合血管外科行下肢血运重建术，以保证疗效。若下肢 3 条动脉影像学检查均无血运到达患肢踝平面，但创面周围皮肤温暖，表明患肢可能在慢性缺血过程中建立了有效的侧支循环，此时施行胫骨横向骨搬移术也可取得较好的疗效，但仍建议行下肢血运重建治疗，以更短的疗程取得更好的疗效。

　　此糖尿病足患者右侧第一、二趾干性坏死（图 3-8），疼痛明显，其余趾皮温下降，CTA 检查见双侧股浅动脉均闭塞（中断）（图 3-9），但患者左侧足部并无坏死，这是由于在左侧下肢动脉主干动脉慢性闭塞的同时形成了足够足部血供的侧支循环，而右侧形成的侧支循环不足以负担其足部的血运需求，故形成了坏死。

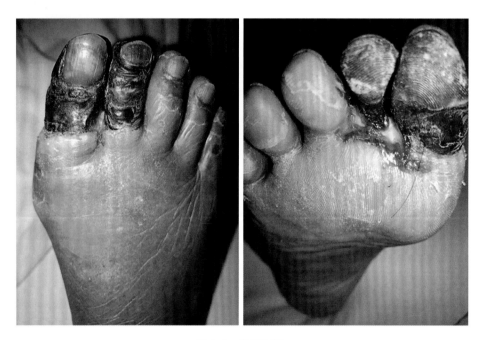

图 3-8　坏疽足趾

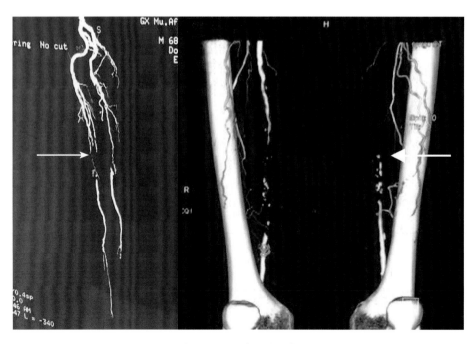

图 3-9　双下肢 CTA 示股浅动脉中断（箭头所示）

　　对该患者首先进行 PTA 术（动脉腔内成形术）以改善足部血运状况，球囊扩张术后股动脉再通，当股动脉再通后，远端腘动脉和胫后动脉血运改善（图 3-10～图 3-12）。

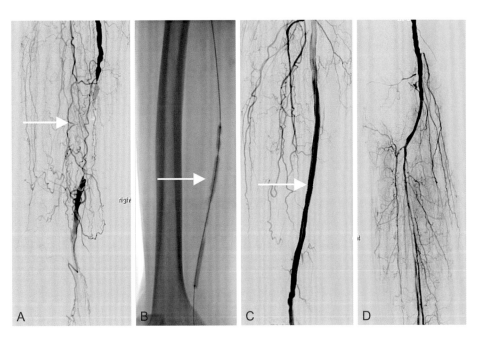

图 3-10　下肢血运重建

A. 右下肢股浅动脉中断（箭头所示）；B. PTA 术中（箭头所示）；C. 股浅动脉再通（箭头所示）；D. 腘动脉、小腿动脉血运改善

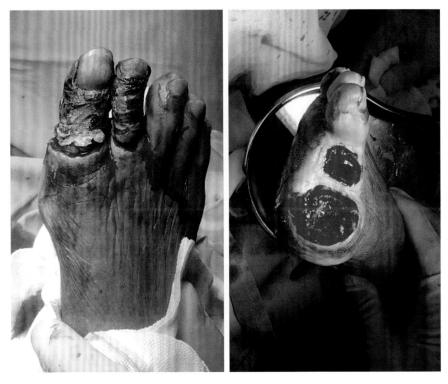

图 3-11　坏死交界区血运良好

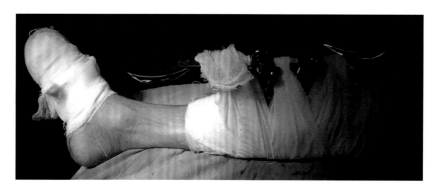

图 3-12　术后照片

在上游血运流再通后，再做胫骨横向骨搬移及坏死趾解脱术，此时胫骨横向骨搬移可以通过改善物理手段无能为力的"最后一公里"血运，以使坏死趾解脱后所形成的创面顺利愈合（图3-13 ）。

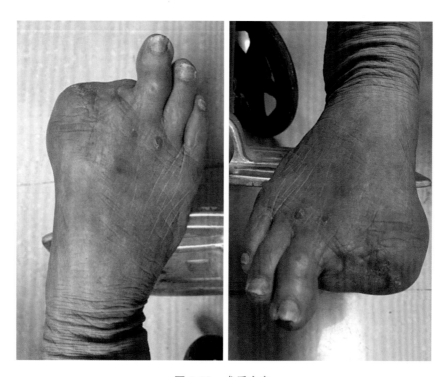

图 3-13　术后痊愈

## 二、创面处理

创面的清创遵循"只清创、不扩创"的原则。清创过程中应彻底清除黑色以及黄白色溶烂的坏死组织，敞开死腔。清理至创面有效的血液渗出为标志，故术中不建议上止血带。

1.该患者外观上看仅有第五趾末节坏死，但经仔细观察可见于足外侧有皮下的黄白色病变组织（图 3-14，箭头所示），触之有"软塌感"，无正常组织的张力及弹性，判断此处组织有感染坏死，很可能是坏死足趾边缘感染由于重力及解剖原因波及此处。

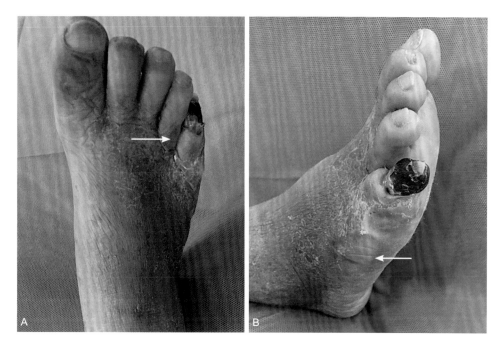

图 3-14　术前
A.第五趾干性坏疽；B.深部坏死（箭头所示）

　　术中清创与术前判断一致，感染已波及第五跖骨基底，所以要将此处全部敞开，达到较为彻底的清除坏死组织和充分引流的目的，切口大小的问题无须担心，因为胫骨横向骨搬移可以使组织再生治愈创腔（图 3-15）。

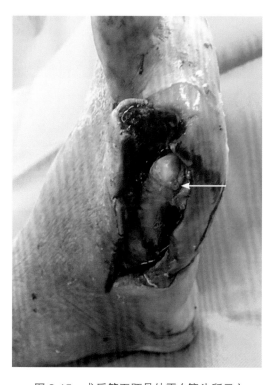

图 3-15　术后第五跖骨外露（箭头所示）

手术后早期，横向骨搬移的生物学效应尚未充分显现，可见创面组织活力不足，皮下脂肪和深筋膜有部分继发坏死（这是糖尿病足清创术后较常见的表现）（图3-16）。

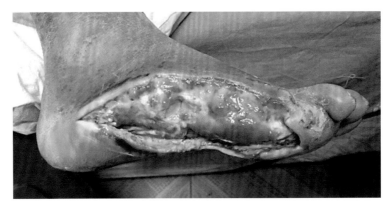

图 3-16　术后早期少许继发坏死

胫骨横向骨搬移治疗1个月后，此时组织活力已经明显激发，创面红润、平整，生机勃勃（图3-17）。

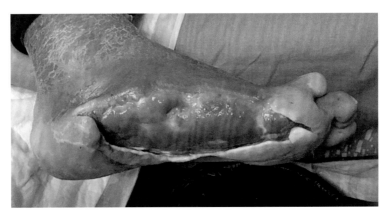

图 3-17　术后1个月，新鲜肉芽覆盖

胫骨横向骨搬移治疗后2个月，创面已经大为缩小，此时将一些分离的皮缘缝合，缝合处亦能顺利愈合（图3-18）。

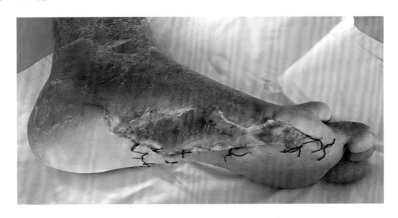

图 3-18　术后2个月，创面明显缩小

胫骨横向骨搬移治疗后 3 个半月，创面完全愈合（图 3-19）。

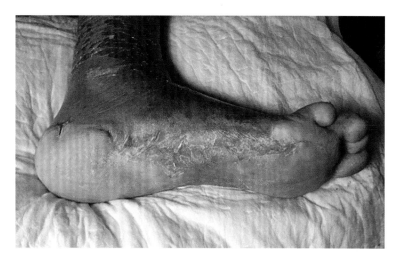

图 3-19　痊愈照片

2. 创面累及肌腱的患者，若肌腱无感染、坏死，可予以一期保留。若肌腱已坏死，应在肌腱无张力的状态下平创面水平切断，不建议拉出切断后回缩。因为回缩后遗留腱鞘，容易形成死腔，不利于创面引流。创面多为感染创面，回缩会将细菌等带入深部，引起深部感染。足趾坏死累及骨与关节，建议经关节离断解脱，保留关节软骨。清创后软骨可以起到一定的保护作用，避免外露的骨二次感染。对于深部窦道，块状坏死组织不多，以渗液为主者，可应用"牛鼻子引流"（Nose Ring Drain，NRD）。置入"牛鼻子引流"管应遵循低位引流的原则。

此糖尿病足患者，感染贯通内、外踝，并向周围蔓延，故清创手术完成后，引流面临很大的挑战，天然的腔隙——关节腔的引流必须持续较长的一段时间，必须有效引流直至腔内外组织愈合。"牛鼻子引流"则是应对此困境的最好方案，同时我们实施了胫骨横向骨搬移以促进创面再生愈合（图 3-20~ 图 3-24）。

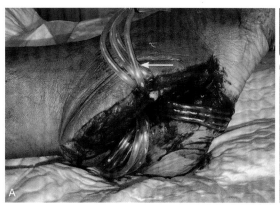
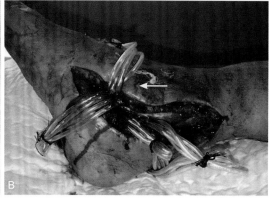

图 3-20　术后创面，"牛鼻子引流"（箭头所示）

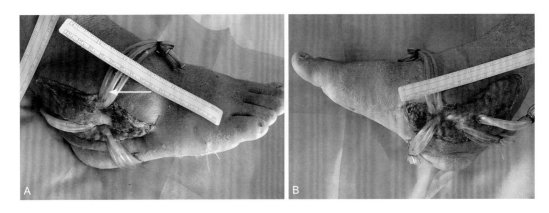

图 3-21　术后 1 个月

胫骨横向骨搬移治疗后 1 个月，新鲜肉芽填充创腔，创面红润、平整，状态良好。渗出减少，"牛鼻子引流"由 4 管减为 3 管（箭头所示）

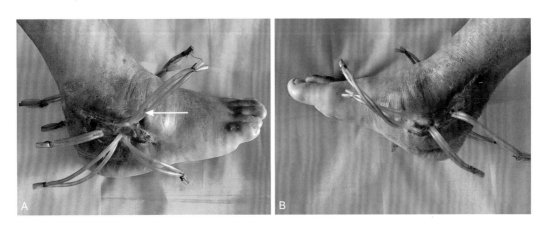

图 3-22　术后 3 个月

胫骨横向骨搬移治疗后 3 个月，创面明显缩小。"牛鼻子引流"减少，由 3 管减为 2 管（箭头所示）

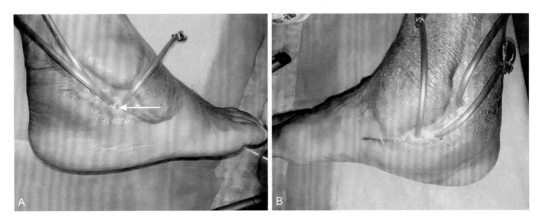

图 3-23　术后 4 个月

胫骨横向骨搬移治疗后 4 个月，创面基本痊愈。"牛鼻子引流"由 2 管减为 1 管（箭头所示）

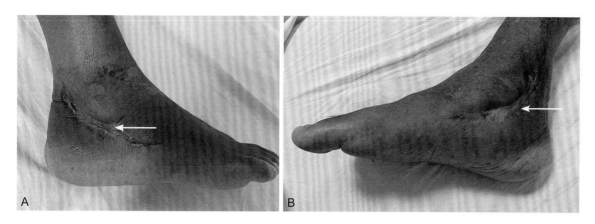

图 3-24　痊愈，残留线性瘢痕（箭头所示）

## 三、术后外固定架及创面护理

难愈性创面多合并有感染及坏死，清创后创面应开放引流，不可一期缝合，以免形成死腔，继发感染。术后出现继发坏死，在"只清创、不扩创"的原则下及时清创。若继发皮缘坏死，可视情况等坏死分界清楚后再清创。一期清创保留的关节软骨，一部分患者在创面的治疗过程中可被肉芽包裹，此时无须清理软骨。若软骨周围有肉芽生长，但难以爬行覆盖，可予以揭除。此时可见软骨下骨面髓腔新鲜，一般 3~5 天可被肉芽覆盖。

创面的换药护理只需保证创面的清洁、湿润、无压，即可取得良好的治疗效果。创面换药推荐使用乳酸依沙吖啶湿敷，不建议使用聚维酮碘、过氧化氢，即使是创面有明显的感染征象，仍不推荐使用过氧化氢进行创面冲洗。因为过氧化氢会损害创面肉芽组织和血管生成。而糖尿病足多有末梢血管病变，故不推荐。

创面以减压包扎为主。若创面在足跟、小腿后侧等卧床时的接触受压面，应抬高患肢，保持创面悬空。有足底创面应避免下地行走。累及关节创面可予以石膏固定，以利于创面愈合。

若有留置"牛鼻子引流"，换药时应来回拉动"牛鼻子引流"管，以利于渗液排出。"牛鼻子引流"管可长期留置。引流管口无渗液后，依次减少"牛鼻子引流"管的数量，直至全部拔除。

## 四、合并症及原发病的治疗

难愈性创面的患者常合并有糖尿病、痛风、脉管炎、肾衰竭及自身免疫系统疾病等一种或多种疾病。需强调在治疗过程中，应积极寻求多学科合作，对原发病进行有效的管理及治疗，方能达到理想的治疗效果。

# 第四章 糖尿病足综合分型及胫骨横向骨搬移治疗方案

## 第一节 概 述

### 一、糖尿病足基本病情判断及综合分型

针对糖尿病足基本病情判定最常见的方法是 Wagner 分级法[1] 和 TEXAS 分类[2]。分别关注溃疡创面部位、深度、感染和缺血等方面。结合上述分类标准，总结胫骨横向骨搬移治疗重度糖尿病足实践经验，我们认为需要将糖尿病足患者周围血管病变、溃疡创面局部损伤和全身情况综合来做病情判定，更有利于胫骨横向骨搬移治疗的实施。为便于临床应用，将糖尿病足病情判定简化为糖尿病足综合分型法（表 4-1），作为 Wagner 分级法和 TEXAS 分类的补充，可针对不同病情制订相应的以胫骨横向骨搬移为主干的多学科协作治疗方案。

表 4-1 糖尿病足综合分型法

| 分级 | 临床特点 |
| --- | --- |
| Ⅰ 型 | 干性坏疽，临床上无感染，无主干动脉闭塞 |
| Ⅱ 型 | 合并感染的溃疡、湿性坏疽 |
| Ⅲ 型 | 合并 1 个或多个器官损害或衰竭的糖尿病足 |
| Ⅳ 型 | 合并主干动脉闭塞的糖尿病足（糖尿病足 + 动脉粥样硬化闭塞性脉管炎） |

### 二、糖尿病足胫骨横向骨搬移治疗适应证

1. 糖尿病足 Wagner 分级 3~5 级和 TEXAS 3B 以上各期患者。
2. 糖尿病足综合分型中 Ⅰ 型（干性坏疽）经其他治疗无效患者。
3. 糖尿病足综合分型中 Ⅱ、Ⅲ、Ⅳ 型患者。
4. 合并下肢动脉硬化闭塞症的患者，经血管外科治疗后，腘动脉以上动脉血运再通患者。

## 三、糖尿病足胫骨横向骨搬移治疗禁忌证

1.合并精神异常不能配合治疗者。

2.股浅动脉和（或）腘动脉闭塞，或影像学提示下肢血管堵塞，且血管外科治疗无效者。

3.近期发生心、脑血管意外不宜施行麻醉者。

## 四、基础治疗

### （一）患者检查指标

1.基本检查：血红蛋白、白蛋白、血脂、血液流变学以及心脏、肺、肾和肝功能检查。

2.全身营养状态评估。

3.精神状态评估。

4.周围血管检查：双下肢血管超声与双下肢 CTA 检查。

### （二）内科基础治疗

内科基础治疗主要包括血糖控制、血压控制、降血脂、改善微循环、营养神经以及改善基础疾病状况等。

1.控制血糖[3]：通常在糖尿病患者高蛋白饮食、血糖监测的基础上，采用胰岛素治疗，帮助患者控制血糖，能够改善患者一般状况及内环境情况。围手术期控制空腹血糖＜7.8 mmol/L，餐后血糖＜10 mmol/L。

2.血压控制：参照中国 2 型糖尿病防治指南（2020 版）[3]。

（1）糖尿病患者的血压控制目标应个体化，一般糖尿病合并高血压患者，降压目标为＜130/80 mmHg。

（2）老年或伴严重冠心病的糖尿病患者，可确定相对宽松的降压目标值。

（3）糖尿病孕妇合并高血压患者，建议血压控制目标为≤135/85 mmHg。

（4）糖尿病患者的血压水平＞120/80 mmHg 即应开始生活方式干预以预防高血压的发生。

（5）糖尿病患者的血压≥140/90 mmHg 可考虑开始降压药物治疗。血压≥160/100 mmHg 或高于目标值 20/10 mmHg 时应立即开始降压药物治疗，并应用联合治疗方案。

（6）五类降压药物（ACEI、ARB、钙通道阻滞剂、利尿剂、选择性 β 受体阻滞剂）均可用于糖尿病合并高血压患者。

3.血脂控制：参照中国 2 型糖尿病防治指南（2020 版）[3]。

（1）将降低 LDL-C 作为首要目标，依据患者 ASCVD 危险高低，将 LDL-C 降至目标值。

（2）临床首选他汀类调脂药物。

（3）起始宜应用中等强度他汀类调脂药物，根据个体调脂疗效和耐受情况，适当调整剂量，若胆固醇水平不能达标，可联合其他调脂药物。

（4）ASCVD 高危、极高危患者现有调脂药物标准治疗 3 个月后，难以使 LDL-C 降至所需目标值，则可考虑将 LDL-C 较基线降低 50% 作为替代目标。

（5）如果空腹 TG（甘油三酯）>5.7 mmol/L，为预防急性胰腺炎，首先使用降低 TG 的药物。

（6）每年行血脂监测，药物治疗期间需定期监测血脂变化。

4. 对于严重的糖尿病足患者，尤其是合并肾脏病、营养不良、低蛋白血症的患者，需要加强支持疗法，纠正低蛋白血症、贫血以及电解质紊乱。足部水肿可影响局部血运，不利于溃疡愈合，可采用利尿剂或血管紧张素转换酶抑制剂（ACEI）治疗。

5. 辅助治疗：改善微循环、营养神经以及改善基础疾病状况，如用前列地尔（凯时）或金纳多（银杏叶提取物）改善微循环；若有神经损害，则用 α- 硫辛酸、甲钴胺、依帕司他（唐林）等。

## 五、依据分型制订合理的胫骨横向骨搬移治疗方案

患者经过病情判断以及基础治疗后，若符合胫骨横向骨搬移治疗手术适应证，或患者前期已实施经典治疗方案，效果欠佳甚至加重者，在无手术禁忌的条件下，均可以考虑实施以胫骨横向骨搬移为主的综合治疗方案，下面即为按照糖尿病足综合分型法推荐选择相应的治疗方案。参照表 4-1 的糖尿病足综合分型法，每种类型对应治疗方案见表 4-2。

表 4-2　糖尿病足胫骨横向骨搬移综合分型及其对应治疗方案

| 类型 | 临床特点 | 治疗方案 |
|---|---|---|
| Ⅰ型 | 干性坏疽，临床上无感染，无主干动脉闭塞 | 清创 +TTT（胫骨横向骨搬移）治疗 |
| Ⅱ型 | 合并感染的溃疡、湿性坏疽 | 清创、换药 + 合理抗生素 + 支持治疗 +TTT 治疗 |
| Ⅲ型 | 合并 1 个或多个器官损害或衰竭的糖尿病足 | 强调联合内科治疗，在改善心、肾（血液透析等）等脏器功能的基础上，运用 TTT 治疗 |
| Ⅳ型 | 合并主干动脉闭塞的糖尿病足（糖尿病足 + 下肢动脉硬化闭塞症） | 联合血管外科先行疏通闭塞的中动脉，再行 TTT 治疗 |

# 第二节　糖尿病足合并干性坏疽

此型患者较少见，需强调此型患者无股动脉和（或）腘动脉闭塞，多是足部趾动脉或局部区域滋养小动脉由于痉挛、血栓形成、斑块脱落等原因而完全中断血运引起干性坏疽。此型患者除干性坏死趾或区域外，其余部位组织或足趾缺血表现不明显（皮温不冰凉、皮色无紫暗等），疼痛亦不很剧烈，此点可与Ⅳ型合并股/腘动脉闭塞的糖尿病足相鉴别。此型患者基本无毒血症状，缺血疼痛程度不严重，故治疗难度稍低，可运用胫骨横向骨搬移结合坏死组织清除的治疗策略。

## 一、典型病例 1

【病例简介】

基本情况：患者女性，64 岁。因"左足踇趾坏死半年余"入院。

既往史：患者有糖尿病史约 20 年。

现病史：患者自诉半年前无明显诱因出现左足踇趾皮肤皲裂，并发表皮干性坏疽，曾在我院内分泌科及血管内科住院治疗，行左足踇趾表皮干性坏疽清创术，术后常规创面换药护理，创面无明显好转，并逐渐出现踇趾坏疽。

实验室检查：

白细胞计数 $8.61 \times 10^9$/L；血红蛋白 119.40 g/L；中性粒细胞 68.5%；红细胞沉降率 20 mm/h；糖化血红蛋白 7.2%；空腹血糖 11.6 mmol/L；白蛋白 37.5 g/L。

诊断：

1. 2 型糖尿病

　　　左足踇趾 2 型糖尿病足并干性坏疽（Wagner 4 级、TEXAS 3C）

　　　糖尿病视网膜病变（增殖期）

　　　糖尿病性周围神经病

2. 双下肢脉管炎 PTA 术后

3. 高血压病

4. 高脂血症

双下肢 CTA（图 4-1）提示患者双侧股动脉、腘动脉、胫前动脉、胫后动脉、腓动脉血运良好。患者于 1 个月余前行患趾创面清创，表皮干性坏疽清创术后，创面无肉芽生长征象（图 4-2A）；清创术后 1 个月余，并发左足踇趾干性坏疽，坏死界限清晰（图 4-2B）。

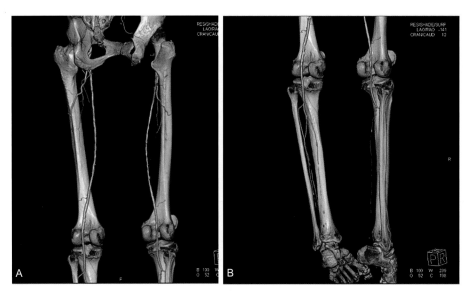

图 4-1　双下肢 CTA

A. 股动脉；B. 腘动脉、胫前动脉、胫后动脉、腓动脉

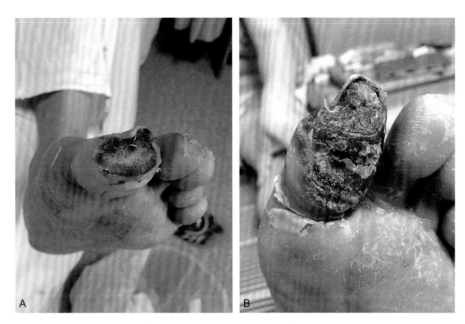

图 4-2　胫骨横向骨搬移术前创面

A.创面清创后；B.清创术后 1 个月余

【临床决策与分析】

手术指征：

1.清创后创面继发坏死，坏疽进行性加重。

2.患者有 20 余年糖尿病病史，血糖控制良好，但末梢血管病变，血运差。

手术方案：左侧胫骨横向骨搬移 + 左足清创术。

【手术过程】

1.行胫骨横向骨搬移术（具体操作参见第二章）。

2.沿坏疽分界处清除坏死组织，软组织及趾骨清创至创面有少许渗血即可，无须扩大清创。

3.探查踇屈肌腱，感染无腱鞘顺行性播散。

【创面转归】

　　患者术前坏死趾血运差，并发干性坏疽，细菌无法生长增殖，无脓液。术后 2 周创面可见少许脓性分泌物（图 4-3A），说明局部血运改善。术后 3 周，创缘皮肤向中间聚拢，愈合征象明显（图 4-3B）。术后 1 个月，拆除外固定架，创面已缩小，感染被控制（图 4-4A）。术后 2 个月，创面明显缩小，创面结痂（图 4-4B）。术后 2.5 个月，创面痊愈（图 4-5）。

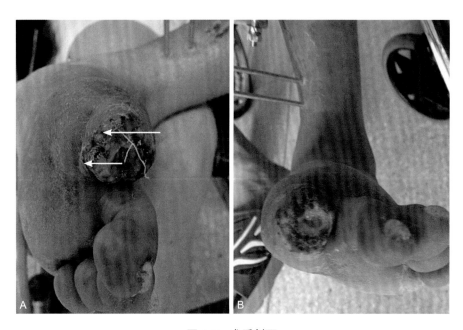

图 4-3　术后创面
A. 术后 2 周；B. 术后 3 周

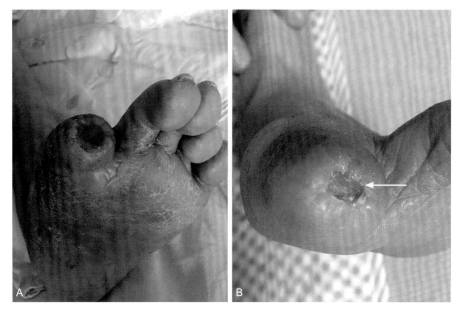

图 4-4　拆除胫骨横向骨搬移外固定架后创面
A. 术后 1 个月；B. 术后 2 个月

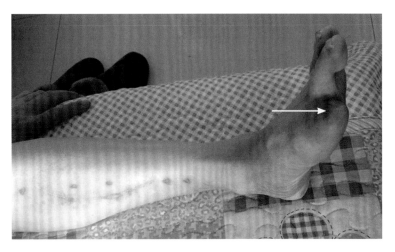

图 4-5　创面痊愈（箭头所示）

【治疗经验与体会】

1. 患者左足蹬趾溃烂半年余，经过内分泌科规范治疗，血管外科行 PTA 血运重建。但蹬趾坏疽进行性加重。说明大血管的血运重建并没有改善末梢的血运状况。

2. 末梢干性坏疽，细菌尚且无法增殖，所以早期无脓性分泌物，可见末梢血运极差。TTT 术后，创面坏疽停止，出现脓性分泌物，创缘泛红，说明末梢血运改善。

3. 清创后残端趾骨外露，无须皮瓣覆盖等特殊处理，TTT 术后肉芽自行包裹。

## 二、典型病例 2

【病例简介】

基本情况：患者男性，81 岁。因"双下肢麻痛半年余，左足小趾发黑 2 周"入院。

既往史：既往患糖尿病 10 余年，不曾监控血糖，未控制饮食。

现病史：患者自诉双下肢麻痛半年余，左足小趾发黑 2 周。半年前无明显诱因下出现双下肢麻痛，呈持续性辣痛，自行用草药泡脚，麻痛症状可稍缓解，2 周前发现左足小趾变黑，未见明显渗出。患者在内分泌科治疗后足部情况未见好转，左足第四趾逐渐变黑，右足部分足趾稍变黑，双足坏疽范围仍然继续扩大。

实验室检查：白细胞 $16.98 \times 10^9$/L；中性粒细胞 75.8%；血红蛋白 132.1 g/L；红细胞沉降率 70 mm/h；糖化血红蛋白 6.4%；随机血糖 16.7 mmol/L；白蛋白 23.1 g/L。

诊断：

1. 2 型糖尿病足病

   左足糖尿病足干性坏疽（Wagner 4 级、TEXAS 3C）

   糖尿病周围神经病变

2. 肝脏多发囊肿

【临床决策与分析】

手术指征：

1. 患者创面干性坏疽，血运差，清创后创面很难愈合，可能继发坏疽。

2. 患者有 10 余年糖尿病病史，且未控制血糖，末梢血管病变、血运差。

手术方案：左侧胫骨横向骨搬移 + 左足清创术。

患者创面表现为干性坏疽（图 4-6B），但术前 CTA 提示双下肢动脉血运良好（图 4-6A），故无须下肢血运重建。

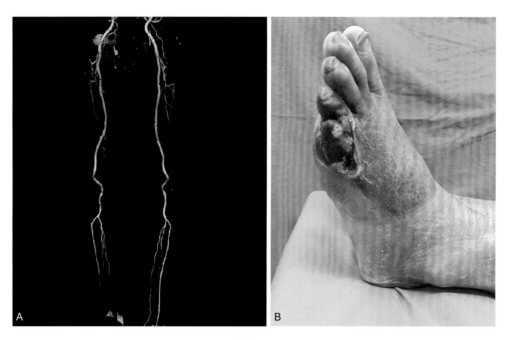

图 4-6 术前 CTA 及创面

A. 术前 CTA；B. 术前创面

【手术过程】

1. 行胫骨横向骨搬移术（具体操作参照第二章）。

2. 沿坏疽分界处、第四趾趾间关节及第五跖趾关节解脱坏疽足趾。探查残端关节面尚未坏死，保留第四趾近节趾骨关节面及第五跖骨关节面（图4-7、图4-8）。周围软组织清除坏疽组织至有有效渗血。无须扩大清创。

3. 探查第四、第五趾屈肌腱，感染无腱鞘顺行性播散，平创面无张力切断屈、伸肌腱。

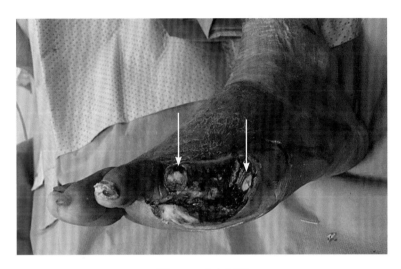

图 4-7　术中创面

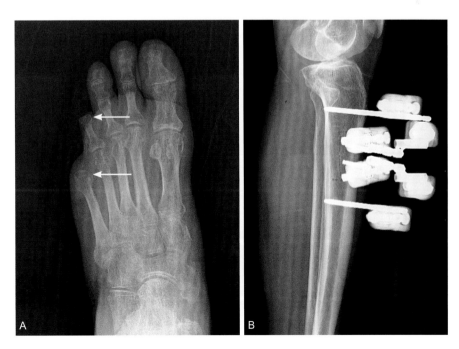

图 4-8　术后 X 线片

A. 保留关节面（箭头所示）；B. 胫骨横向骨搬移截骨区

【创面转归】

术后1周，创面新鲜肉芽包裹第五跖骨关节面，第四趾关节面坏死（图4-9A）。术后5周，创面明显缩小（图4-9B）。术后7周，创面结痂（图4-9C）。术后2.5个月，创面痊愈，留下线性瘢痕（图4-9D）。

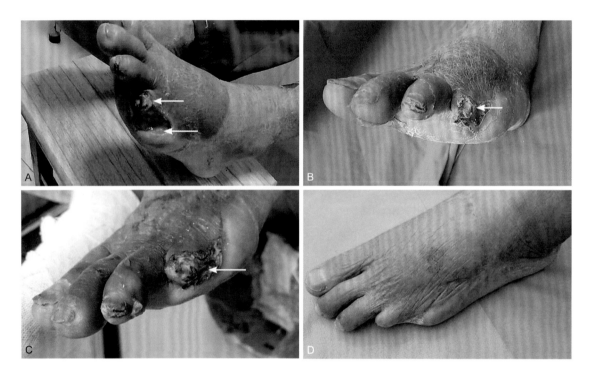

图4-9 创面转归
A.术后1周；B.术后5周；C.术后7周；D.术后2.5个月

【治疗经验与体会】

1. 该患者糖尿病足干性坏疽不伴有下肢主干动脉闭塞，清创时在坏疽与正常组织交界处清除坏死组织，最大限度地保留了正常组织，无须扩创。

2. 清创后创面骨外露，胫骨横向骨搬移术后周围组织再生，包裹外露跖骨。趾骨外露，术后继发坏死，二期清创后依然很快被周围组织包裹。

# 第三节 糖尿病足合并感染、湿性坏疽

临床实践中，大部分的糖尿病足患者均是此型患者，细菌感染后侵蚀足趾或足部区域组织的滋养血管，使其闭塞或栓塞，在感染的基础上导致湿性坏疽，所以这两者本质上是一样的，治疗上亦无区别。首先要遵循感染的治疗原则，尽早进行坏死组织清理和通畅有效的引流，尤其对于合并全身炎症反应综合征（SIRS）以及脓毒血症的患者更要强调此点，按照急诊处理亦不为过。在治疗感染的基础上可以同时进行胫骨横向骨搬移治疗，若脓毒血症病势严重，甚至出现感染性休克，可以先清创、引流，待身体状况稍稳定后再进行胫骨横向骨搬移治疗。抗生素按照感染治疗原则运用即可。需要强调的是负压封闭引流（VSD）只是众多引流手段之一，并非创面治疗之法，切勿滥用，因糖尿病足患者均有末梢血管病变，极易在术后于创面周缘形成小血管继发栓塞，常致清创后继发组织坏死，此时应用 VSD 不仅无法达到充分引流的目的，反会形成"堵流"之灾难后果，故 VSD 仅用于血运良好、无组织继发坏死之虞的情形。对此型患者我们常用开放换药引流或"牛鼻子引流"方案，可保证良好的通畅引流效果。此型患者只要及时正确地处理，运用胫骨横向骨搬移治疗通常会取得较好的预后。

## 一、典型病例 1

【病例简介】

基本情况：患者女性，53 岁。因"糖尿病 10 余年，左足受伤溃烂 2 周"入院。

既往史：患者有糖尿病病史 10 余年，未监测、控制血糖，未饮食控制。

现病史：2 周前，外伤致左足破溃并感染。于外院就诊，予以清创、换药，伤口持续恶化，溃疡逐渐扩大。为进一步诊治入院。

入院情况：患者入院后因脓毒血症、电解质紊乱，诱发急性冠脉综合征，出现心搏骤停，心肺复苏后转 ICU 监护治疗，生命体征平稳后转普通病房。

实验室检查：血常规：白细胞 $22.5 \times 10^9$/L、血红蛋白 76.00 g/L、中性粒细胞 87.6%；糖化血红蛋白：16.7%；白蛋白：13 g/L。

诊断：

1. 2 型糖尿病

    左侧 2 型糖尿病足破溃并感染（Wagner 3 级、TEXAS 3B）

    糖尿病肾病

    糖尿病性周围神经病变

2. 肺部感染

3. 大量胸腔积液

4. 心搏骤停，急性冠脉综合征，心功能Ⅳ级

5. 毛细血管渗漏综合征

6. 脓毒血症

7. 电解质紊乱

8. 低蛋白血症

【临床决策与分析】

手术指征：

1. 患者创面大、感染重（图 4-10），出现全身炎症反应综合征（SIRS）。

2. 患者有 10 余年糖尿病病史，且未控制血糖，局部愈合能力差。

3. 前期已进行常规清创治疗，创面无改善，进行性恶化。

手术方案：左侧胫骨横向骨搬移 + 左足清创术。

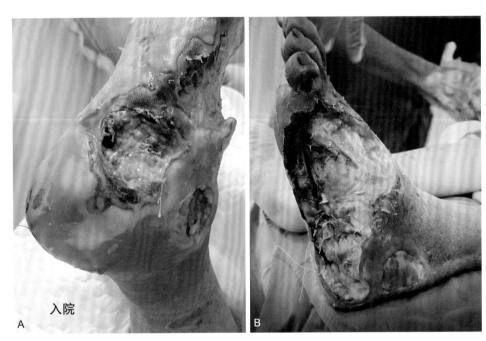

图 4-10　术前创面

A. 可见大量坏死组织及脓性分泌物；B. 创面累及足背、外踝、足底，肌腱外露，深达骨面

【手术过程】

1. 行左侧胫骨横向骨搬移术（具体操作参照第二章）。

2. 该患者足背趾伸肌腱、跖骨、跗骨外露，被大量坏死组织包裹，考虑肌腱对远期足部功能的影响，予以一期保留（图 4-11），若继发坏死再予以二期清创。

3. 足跟清创后自然体位下开口朝上，不利引流，使用"牛鼻子引流"。

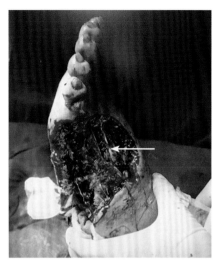

图 4-11　创面清创后
创面清创后保留趾伸肌腱（箭头所示）

## 【创面转归】

1. 足背创面转归

术后 10 天，足背外露伸肌腱无坏死征象（图 4-12A 箭头所示）。术后 1 个月，肌腱只剩少许外露（图 4-12B 箭头所示）。术后 4 个月，创面明显缩小，外露肌腱完全被包裹（图 4-12C）。术后 8 个月，痊愈（图 4-12D ）。

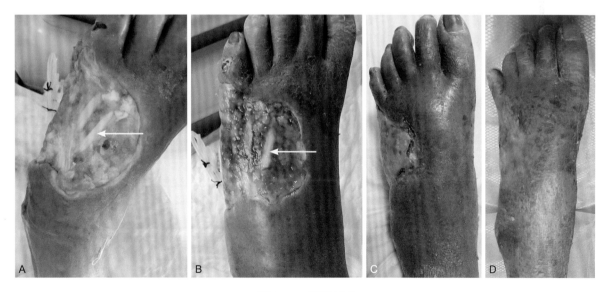

图 4-12　足背创面
A. 术后 10 天；B. 术后 1 个月；C. 术后 4 个月；D. 术后 8 个月

### 2. 足底创面转归

术后 10 天，足底创面较深，卧床自然体位不利于引流，留置"牛鼻子引流"（图 4-13A 箭头所示）。术后 3 周，"牛鼻子引流"处仍有较多坏死渗液（图 4-13B 箭头所示），说明还需继续留置"牛鼻子引流"。

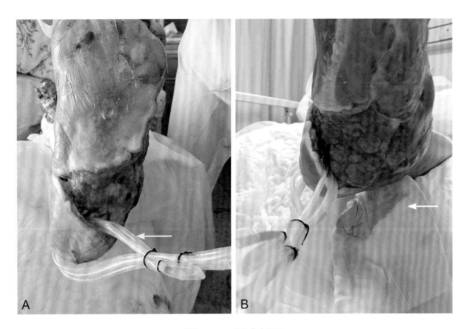

图 4-13　足底创面
A.术后 10 天；B.术后 3 周

术后 2 个月，足底窦道无明显坏死渗液，拔除"牛鼻子引流"管后，窦道被健康肉芽组织填充（图 4-14A 箭头所示）。术后 5 个月，创缘皮肤向中间爬行，创面明显缩小，缺损处逐渐留下线性瘢痕（图 4-14B 箭头所示）。术后 6~8 个月，足底创面逐渐痊愈（图 4-14C、D）。

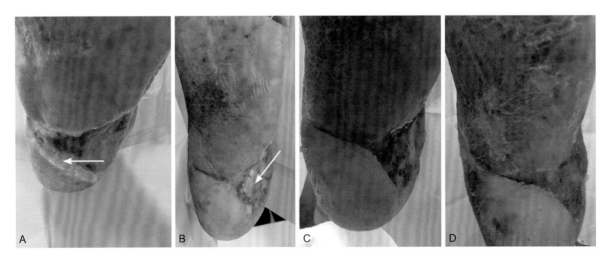

图 4-14　足底创面
A.术后 2 个月；B.术后 5 个月；C.术后 6 个月；D.术后 8 个月，痊愈

### 3.足外侧创面转归

术后 1 个月，探及第五跖趾关节处有继发坏死（图 4-15A 箭头所示），予以补充清创；外踝创面痊愈（图 4-15B 箭头所示）。术后 2.5 个月，创面新鲜肉芽覆盖，补充清创处被肉芽填充（图 4-15C 箭头所示）。至术后 8 个月，创面痊愈（图 4-15D~G）。

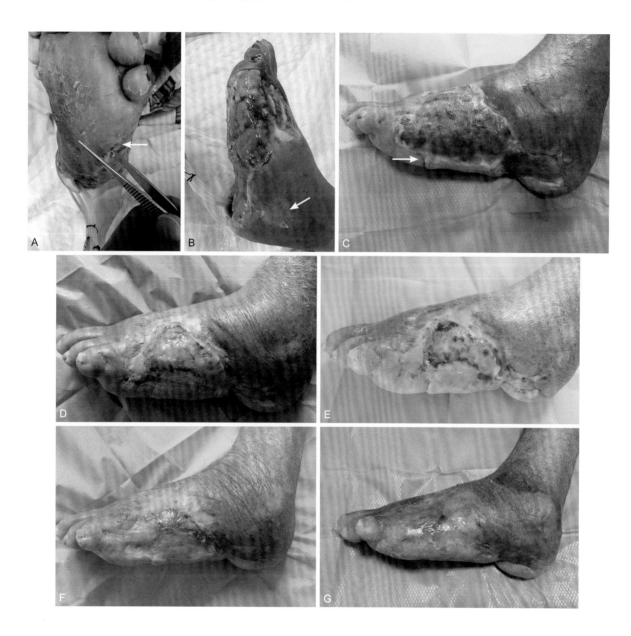

图 4-15 足外侧创面
A、B. 术后 1 个月；C. 术后 2.5 个月；D. 术后 4.5 个月；E. 术后 5 个月；F. 术后 6 个月；G. 术后 8 个月

### 【治疗经验与体会】

1.该糖尿病患者 10 余年未监控血糖，对足部溃疡危害的认识不足。在足部发生小创伤的时候未及时得到正规的诊治，造成了足部溃疡的感染并逐渐扩大。

2.按以往的糖尿病足诊治经验，为了阻止感染的扩散而造成脓毒血症，危及生命，对这类患者往往进行一期截肢，从而留下残疾。

3.应用胫骨横向骨搬移技术，创面表现出很强的再生能力，阻止了创面的进一步恶化，避免了截肢，最大限度地保留了足部的功能及外观。

4.合理地应用"牛鼻子引流"，能让创面的窦道、脓腔得到充分的引流。

## 二、典型病例 2

【病例简介】

基本情况：患者女性，60岁。因"发现血糖升高13年，右足破溃5天"入院。

既往史：既往有"高血压"，规律服用氨氯地平，目前血压控制可；有误服激素病史。

入院情况：伴有寒战、发热，体温最高39.0℃，双足麻木。首诊于内分泌科住院治疗，予以床边清创换药护理，创面无明显好转，溃疡逐渐扩大。入院后第8天转入我科。可见足底破溃，深达足底腱膜，内踝溃疡、外踝脓肿（图4-16）。

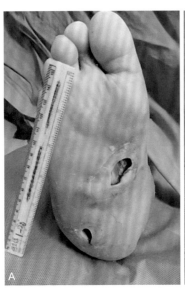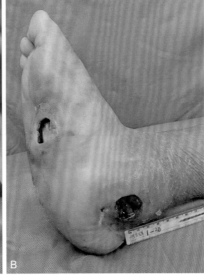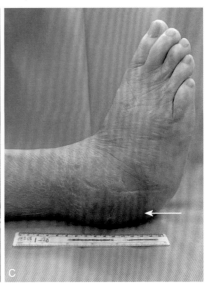

图 4-16　术前创面
A.足底；B.内踝；C.外踝脓肿（箭头所示）

实验室检查：血常规：白细胞 $19.80 \times 10^9$/L、血红蛋白 113.2 g/L、中性粒细胞 89.8%；糖化血红蛋白：8.90%；白蛋白：23.1 g/L。

诊断：

1.2 型糖尿病

　　右足糖尿病足破溃并感染（Wagner 3 级、TEXAS 2B）

　　糖尿病周围神经病变

2.尿路感染

3.医源性库欣综合征

4.继发肾上腺皮质功能减退

5.高血压病

6.两肺肺炎、Ⅰ型呼吸衰竭

7.股癣

【临床决策与分析】

手术指征：

1.患者创面深达肌腱，形成脓腔，伴有寒战高热，出现全身炎症反应综合征（SIRS）。

2.患者有 10 余年糖尿病史，且有误服激素病史，组织愈合能力差。

3.前期已进行常规清创＋内科治疗，创面无改善，进行性恶化。

手术方案：右侧胫骨横向骨搬移＋右足清创术。

【手术过程】

1.行右侧胫骨横向骨搬移术（具体操作参照第二章）。

2.右足清创，足底溃疡累及前、中、后足，深达足底腱膜，部分踇、趾屈肌腱外露。足底腱膜坏死予以清除。

3.外踝脓肿切开引流、内踝清创，均累及深筋膜。

【创面转归】

1.术后 10 天，足底创面大量新鲜肉芽覆盖，踇长屈肌腱逐渐被肉芽覆盖（图 4-17A），创面无明显感染征象，但不推荐植皮及相关皮瓣治疗。因为足底为负重区域，皮瓣不耐磨，且患者高龄、有多年糖尿病史，血管条件相对差，皮瓣易坏死。

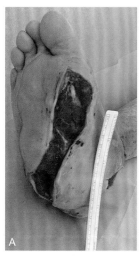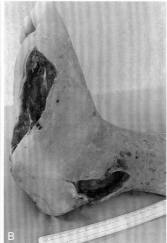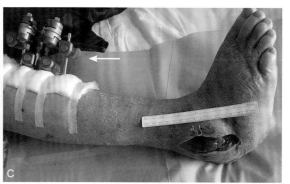

图 4-17　术后 10 天

A. 足底；B. 内踝创面；C. 外踝创面及胫骨横向骨搬移外固定架（箭头所示）

2. 术后 20 天，外踝新发脓点，予以补充清创，可见大量脓性分泌物及坏死组织（图 4-18）。

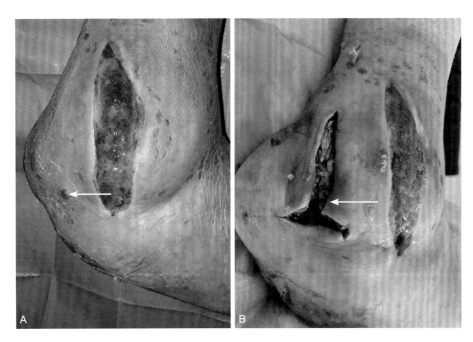

图 4-18    外踝术后 20 天
A. 外踝新发脓点（箭头所示）；B. 补充清创，切开引流术后（箭头所示）

3. 术后 28 天，调节完成，予以拆除胫骨横向骨搬移外固定架。创面缺损组织快速被肉芽组织填充，外露肌腱完全被覆盖，创面可见皮肤生长覆盖（图 4-19）。

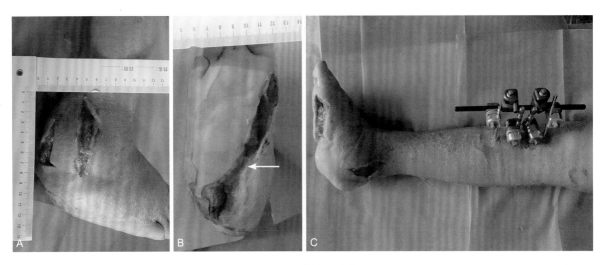

图 4-19    术后 28 天
A. 外踝创面；B. 足底创面明显缩小（箭头所示）；C. 术后 28 天，调节完成

4.术后 2 个月创面愈合，留下线性瘢痕（图 4-20 ）。

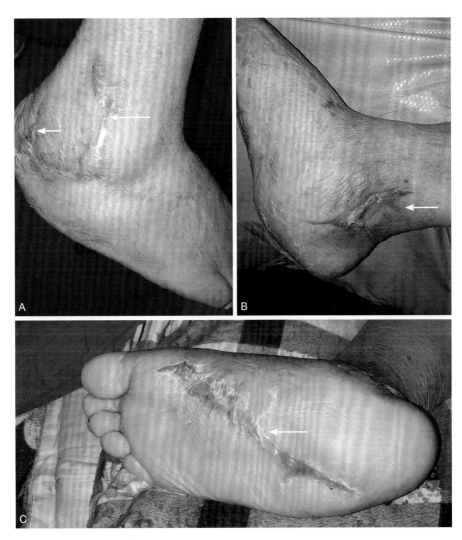

图 4-20　术后 2 个月
A.外踝；B.内踝；C.足底

【治疗经验与体会】

1.患者患有糖尿病 13 年余，应用药物控制血糖，但重视不足，未定期监测、随访，血糖控制差。且有长期误服激素病史，造成医源性库欣综合征。

2.该患者入院后行清创治疗，但清创不彻底，溃疡处引流不通畅，导致病情进行性加重。彻底清创、充分引流对感染的控制尤为重要。

3.术后 10 天，足底创面大量新鲜肉芽覆盖，仅有少许肌腱外露。在经典创面治疗中，采用皮瓣移植来保护外露肌腱、治疗组织缺损是有效的治疗手段。但该患者有多年糖尿病史、高龄、感染等都是皮瓣移植失败的高危因素。

4. 患者术后 20 天，外踝溃疡旁出现新发脓肿。及时切开引流能避免脓肿的扩大。外踝两个溃疡前后相差 20 天清创，但几乎同时愈合。

5. 三个部位均有不同程度的组织缺损，愈合后创面只有一条线性瘢痕，可见胫骨横向骨搬移术后创面表现出很强的再生愈合能力。

## 三、典型病例 3

【病例简介】

基本情况：患者男性，60 岁。因"扎伤致左足破溃感染 2 周"入院。

现病史：2 周前，患者不慎被铁钉扎伤左足。于当地诊所予以清创、抗感染治疗，伤口破溃持续增大，查随机血糖 25 mmol/L。转入当地中医院，予以切开引流、抗感染、调控血糖等对症治疗。4 天前出现高热，体温最高 39.0℃。

实验室检查：血常规：白细胞 $10.57 \times 10^9$/L、血红蛋白 83.9 g/L、中性粒细胞 68.5%。糖化血红蛋白：14.7%。白蛋白：23.3 g/L。内生肌酐清除率 50 ml/min。

诊断：

1. 2 型糖尿病

左足 2 型糖尿病足破溃并感染（Wagner 3 级、TEXAS 2B）

2. 低蛋白血症。

【临床决策与分析】

1. 手术指征

（1）患者创面感染重，出现全身炎症反应综合征（SIRS）。

（2）前期已进行常规清创、抗感染治疗，创面无改善，进行性恶化。

2. 手术方案

左侧胫骨横向骨搬移 + 左足清创术。

【手术过程】

1. 行左侧胫骨横向骨搬移术（具体操作参照第二章）。

2. 探查患足，内侧表皮坏死，足底窦道深达肌腱（图 4-21），感染累及足底跖腱膜、趾屈肌腱，顺着屈肌腱鞘播散，累及前、中、后足。沿着感染的腱鞘纵向切开，切除坏死足底筋膜及部分坏死屈肌腱，术后部分屈肌腱外露（图 4-22 箭头所示）。

3. 刮除左足内侧创面坏死组织及炎性肉芽。

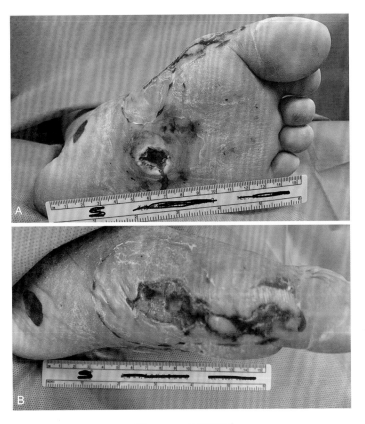

图 4-21　术前创面

A. 足底窦道；B. 足外侧创面

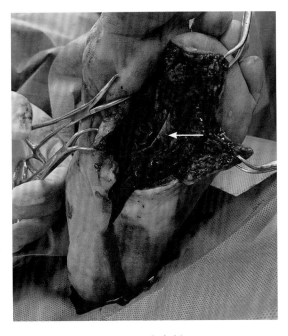

图 4-22　术中创面

【创面转归】

1. 术后 2 周，肉芽组织快速填充组织缺损，且不过度生长，外露肌腱基本被包裹（图 4-23 ）。

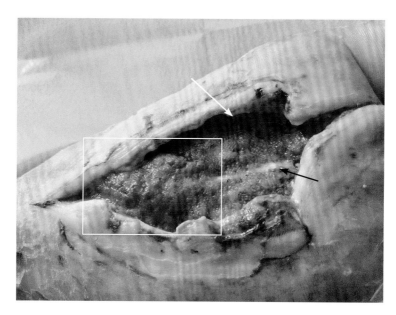

图 4-23  术后 2 周
肉芽组织快速填充组织缺损（白框区域）；白色箭头示尚未被填充缺损；外露肌腱基本被包裹（黑色箭头所示）

2. 术后 5 周，创面缩小，肉芽完全填充足底缺损，且无过度生长，已被肉芽组织填充区域，皮肤同步再生爬行（图 4-24 白色箭头所示），已愈合处留下线性瘢痕（图 4-24 黑色箭头所示）。术后 1.5 个月，肉芽生长与创面齐平，且无过度生长，皮肤继续再生爬行，创面明显缩小（图 4-25 ）。术后 2.5 个月，创面痊愈，患者日常行走无受限（图 4-26 ）。

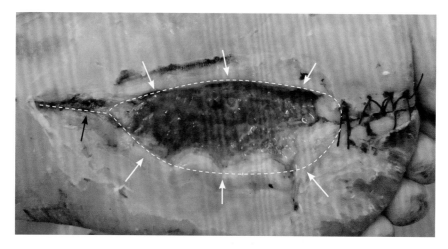

图 4-24  术后 5 周
肉芽完全填充，皮肤同步再生爬行

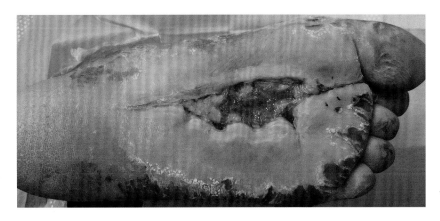

图 4-25　术后 1.5 个月

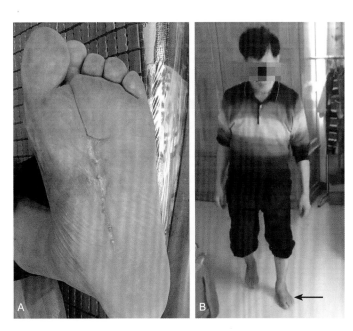

图 4-26　后 2.5 个月，痊愈
A. 足部；B. 患足日常行走（箭头所示）

【治疗经验与体会】

1. 患者受伤后创面感染，因创面切开范围不足，引流不彻底，导致病情进展。

2. 术后注意创面裸露肌腱的保湿，避免肌腱坏死，以待肉芽包裹，最大限度地保留患者足部功能。

3. 足底为负重面、创面感染，皮瓣移植不是理想的方案，且患者有糖尿病基础疾病，皮瓣坏死风险较高。行胫骨横向骨搬移术，使足底创面自然愈合，是最佳的选择。

## 四、典型病例 4

【病例简介】

基本情况：患者男性，48 岁，因"左足皮肤溃疡 9 个月余"轮椅推送来院。

既往史：患者 9 个月余前，无明显诱因下出现左足破溃，自行处理伤口，溃疡逐渐增大。伴有发热，最高 39.0℃。于外院内分泌科住院治疗，检查血糖高，诊断"2 型糖尿病"，予以皮下注射胰岛素，调控血糖。出院后未测血糖，溃疡逐渐增大，累及整个足部。4 个月余前，再次于外院住院治疗，予以清创、抗炎、抗感染、创面护理等对症治疗，创面无明显好转，逐渐加重。

患者入院全身状况极差，面色苍白，神情淡漠，恶病质，足部可闻及恶臭。生命体征：T 37.8℃，P 124 次 / 分，R 20 次 / 分，BP 84/51 mmHg。

实验室检查：

1. 血常规：白细胞 $19.93 \times 10^9$/L，血红蛋白 37.50 g/L，中性粒细胞 86.7%。

2. 红细胞沉降率（血沉）：105 mm/h；超敏 C- 反应蛋白：150.8 mg/L（危急值）。

3. 肝功能：白蛋白 20.1 g/L，白蛋白 / 球蛋白 0.5，胆碱酯酶 1918 U/L（危急值）。

4. 肾功能：内生肌酐清除率 12.6 ml/min，尿素 35.08 mmol/L（危急值），肌酐 821 μmol/L（危急值）。

5. 电解质：钠 129.0 mmol/L，氯 94.5 mmol/L，钙 1.688 mmol/L，钾 2.0 mmol/L（危急值）。

6. 空腹血糖：22.67 mmol/L（危急值），糖化血红蛋白 5.80%。

7. 心肌酶：肌酸激酶 1121 U/L（危急值），肌酸激酶同工酶 69 U/L（危急值）。

见图 4-27。

| 血脂九项 | 18869892\|\|B003\|\|1 | 16355921\|\|13 | 2017-06-05 | 17:04 | 血清 | | 结果 | 2017-06-05 | 18:09 | 19:08 | 2017-06-05 | 18869892 |
| 心肌酶六项 | 18869892\|\|B016\|\|1 | 16355921\|\|14 | 2017-06-05 | 17:04 | 血清 | | 结果 | 2017-06-05 | 18:09 | 19:05 | 2017-06-05 | 18869892 |
| 血沉 | 18869896\|\|A013\|\|1 | 16355921\|\|15 | 2017-06-05 | 17:04 | 全血 | | 结果 | 2017-06-06 | 08:34 | 10:25 | 2017-06-06 | 18869896 |
| 超敏C反应蛋白(全程) | 18869892\|\|B019\|\|1 | 16355921\|\|16 | 2017-06-05 | 17:04 | 血清 | | 结果 | 2017-06-05 | 18:09 | 19:08 | 2017-06-05 | 18869892 |
| 尿常规 | 18869891\|\|I002\|\|1 | 16355921\|\|2 | 2017-06-05 | 17:04 | 尿液 | | 结果 | 2017-06-05 | 19:33 | 19:40 | 2017-06-05 | 18869891 |
| 肝功能十六项 | 18869892\|\|B001\|\|1 | 16355921\|\|3 | 2017-06-05 | 17:04 | 血清 | | 结果 | 2017-06-05 | 18:09 | 19:04 | 2017-06-05 | 18869892 |
| 肾功能七项 | 18869892\|\|B002\|\|1 | 16355921\|\|4 | 2017-06-05 | 17:04 | 血清 | | 结果 | 2017-06-05 | 18:09 | 19:04 | 2017-06-05 | 18869892 |
| 电解质六项 | 18869892\|\|B013\|\|1 | 16355921\|\|5 | 2017-06-05 | 17:04 | 血清 | | 结果 | 2017-06-05 | 18:09 | 19:05 | 2017-06-05 | 18869892 |
| 空腹血葡萄糖 | 18869892\|\|B004\|\|1 | 16355921\|\|6 | 2017-06-05 | 17:04 | 血清 | | 结果 | 2017-06-05 | 18:09 | 19:12 | 2017-06-05 | 18869892 |

图 4-27　入院生化检查

诊断：

1. 2 型糖尿病

　　左足糖尿病足破溃、坏疽并感染（Wagner 4 级、TEXAS 3D）

2. 脓毒血症

3. 感染性休克

4. 肝功能损伤

5. 低蛋白血症

6. 电解质紊乱，低钠、低氯血症

【临床决策与分析】

1. 手术指征

（1）患者创面大、感染重，出现全身炎症反应综合征（SIRS）并感染性休克。

（2）患者有 10 余年糖尿病史，且未控制血糖，局部愈合能力差，患者创面已治疗 9 月余，难以愈合，且逐渐加重，需行胫骨横向骨搬移促进伤口愈合。

（3）前期已进行常规清创治疗，创面无改善，进行性恶化。

2. 手术方案

左侧胫骨横向骨搬移 + 左足清创术。

【手术过程】

1. 行左侧胫骨横向骨搬移术（具体操作参照第二章）。

2. 患足第五趾坏疽，予以切除。足部跟骨、距骨、楔骨外露坏死，予以切除。

3. 足、踝肌腱外露，部分坏死，清除坏死溶烂肌腱，未坏死肌腱全部予以保留。

【创面转归】

## （一）足外侧创面转归

1. 患者前后于外院治疗 9 个月，创面持续恶化（图 4-28）。胫骨横向骨搬移术后 2 周，创面明显好转，新鲜肉芽快速覆盖创面，骨外露完全被肉芽包裹（图 4-29A）。术后 1 个月，可见皮缘向中间再生爬行，创面缩小（图 4-29B）。

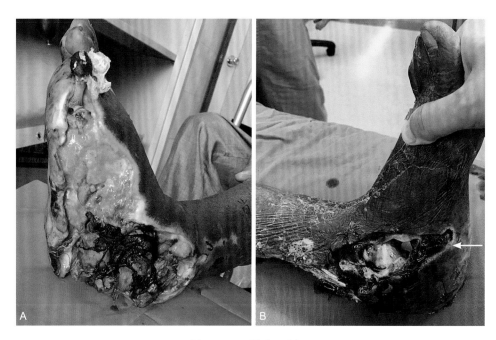

图 4-28　入院左足创面
A.清创前；B.清创后内外踝贯通（箭头所示）

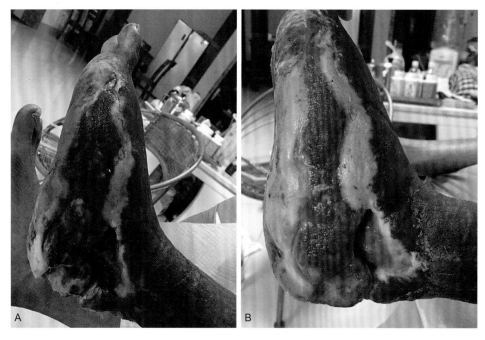

图 4-29　足外侧创面
A.术后 2 周；B.术后 1 个月

2. 术后 1.5~2.5 个月，外侧创面再生皮肤基本覆盖创面。踝关节有大量肉芽组织填充覆盖，但踝关节不稳定，导致腔隙始终不愈合（图 4-30B 箭头所示）。

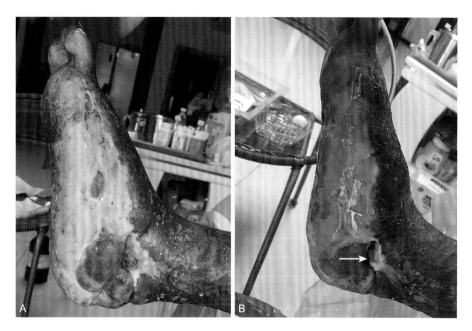

图 4-30 足外侧创面
A. 术后 1.5 个月；B. 术后 2.5 个月

3. 术后 3 个月，予以贯通内外踝的窦道留置 "牛鼻子引流"。同时用克氏针固定融合踝关节，同时固定创面（图 4-31A），以利于肉芽填充、皮肤爬行。创面稳定后，术后 4 个月，窦道被肉芽填塞，创面缩小（图 4-31B）。

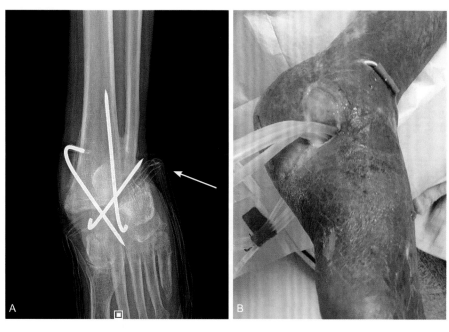

图 4-31 足外侧创面
A. 术后 3 个月；B. 术后 4 个月

### （二）足内侧创面转归

1.胫骨横向骨搬移术后10天，小腿内侧、内踝新鲜肉芽覆盖，部分腱膜继发坏死（图4-32B）。内踝窦道与外踝贯通（图4-32A箭头所示）。胫骨横向骨搬移术后2周至1.5个月，创面逐渐好转，皮缘再生爬行，面积缩小（图4-33）。胫骨横向骨搬移术后5个月，创面痊愈，满足日常行走功能（图4-34、图4-35）。

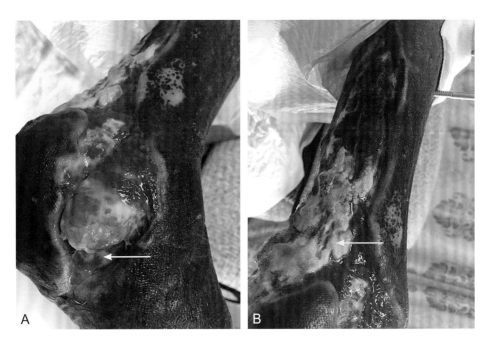

图4-32　术后10天
A.内踝窦道；B.小腿内侧

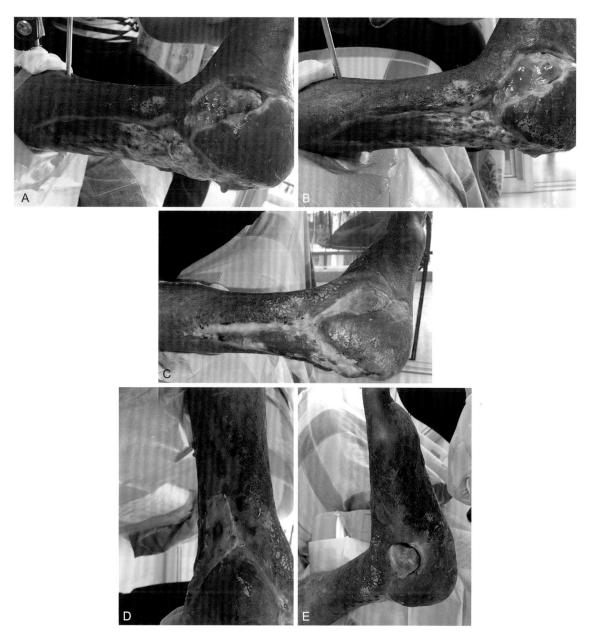

图 4-33　小腿内侧、内踝创面
A. 术后 2 周；B. 术后 3 周；C. 术后 1.5 个月；D. 小腿内侧术后 2.5 个月；E. 内踝术后 2.5 个月

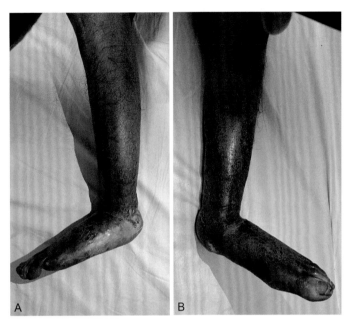

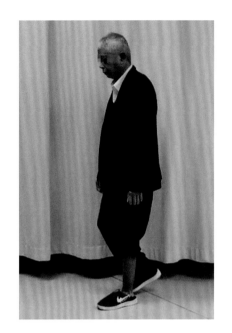

图 4-34　胫骨横向骨搬移术后 5 个月，痊愈
A.外踝；B.内踝、小腿内侧

图 4-35　日常行走

【治疗经验与体会】

1.患者在我院就诊前，创面历经 9 个月余，辗转多家医院接受正规治疗，创面依然无法好转，并且持续恶化。入院时患者病情危及生命。患者保肢意愿强烈，若不接受胫骨横向骨搬移治疗，除了截肢几乎别无选择。

2.清创后前、中、后足以及踝关节骨外露，距骨坏死。胫骨横向骨搬移术后 10 天，便扭转了创面继续坏死的局面，转危为安。大量新鲜肉芽覆盖创面，完全包裹骨外露，可见胫骨横向骨搬移术后创面表现出强大的再生愈合能力。

3.术后踝关节以外的创面快速愈合，但是踝关节窦道始终存在，因为踝关节不稳定且有大量关节液渗出，导致窦道肉芽无法接触愈合。关节渗液用"牛鼻子引流"，关节不稳定用克氏针固定，术后踝关节窦道顺利闭合。

# 五、典型病例 5

【病例简介】

基本情况：患者女性，54 岁。因"右足红肿 1 个月余，加重并发热、咳嗽 11 天"入院。

既往史：患者 1 个月余前无明显诱因出现右足红肿，伴四肢麻木、水疱，进行性加重，伴发热。外院抗感染、控制血糖、维持电解质平衡等内科治疗后，创面无改善，转入我院内分泌科就诊。患者在内分泌科治疗后足部情况未见好转，右足感染、小腿肌腱多处外露，转至我科就诊。既往有糖尿病病史 7 年，未监测、调控血糖。

体格检查：右下肢膝关节以下中度凹陷性水肿，右胫前皮温较对侧高，右足红、肿、热、痛，足背动脉搏动弱，足趾血运差，右足可见散在大小不一溃疡创面，最大约 7 cm×10 cm。创面局部有坏死组织，无活动性出血，挤压有黄白色脓液流出，可闻及恶臭。VAS 评分 5 分。左小腿上段外侧可见压疮，皮肤坏死，左足底见一创面，外覆黑痂，压痛（图 4-3-36）。

实验室检查：血常规：白细胞 $20.31 \times 10^9$/L，中性粒细胞 86.2%，血红蛋白 70.7g/L。红细胞沉降率：117 mm/h。糖化血红蛋白：12.5%。随机血糖 23.1 mmol/L。白蛋白：20.2 g/L。

影像学检查：①彩超：两侧胸腔积液，双下肢动脉粥样硬化症；②右足 X 线片：多处骨质破坏，符合糖尿病足。

诊断：

1. 2 型糖尿病

  右足糖尿病足破溃并感染（Wagner 4 级、TEXAS 3B）

  左足跟糖尿病足坏疽并感染（Wagner 4 级、TEXAS 3D）

  糖尿病酮症

  糖尿病周围神经病变

  糖尿病大血管病变

2. 脓毒血症

3. Ⅱ型呼吸衰竭

4. 中度贫血

5. 肺部感染

6. 维生素 D 缺乏

【临床决策与分析】

### （一）临床决策依据

1. 患者诊断明确，术前已予长时间规范内科降糖、抗感染等治疗，感染控制仍不理想。

2. 患者创面多发，有大段肌腱外露，清创后创面很难愈合，可能继发肌腱坏死，影响下肢功能，且患者双下肢均同时存在组织坏死。

3. 患者影像学检查提示无腘动脉以远中动脉闭塞。

### （二）临床决策

该例患者及时进行右侧胫骨横向骨搬移＋右小腿、右足清创＋负压封闭引流（VSD）置入术，对患者预后应有较大的帮助。

### （三）手术风险评估与防范

患者入院前基本情况良好，无明显手术禁忌证，且此手术损伤范围较小，但仍需要注意患者创面巨大，存在大段肌腱外露，创面治疗时间可能较长，应充分解析病情，完善与患者及家属的术前谈话，争取患者及家属理解并配合后治疗和护理工作，术后严密随访，根据病情进一步诊治。

【手术过程】

1.行右侧胫骨横向骨搬移术（具体操作参照第二章）。

2.患者胫前巨大创面，大段肌腱外露，部分坏死（图4-36A）。足内侧可见多个巨大创面，贯穿至足底（图4-36B）。足外侧可见一巨大创面及一小创面（C）。新鲜化创面，充分探查，发现胫前创面与内踝创面相通，踇趾内侧至足底有波动感，内有脓液，予彻底清创、开放死腔、充分引流。

3.负压封闭引流（VSD）。

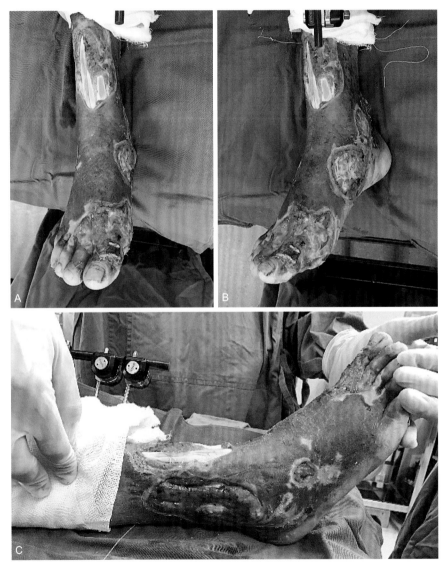

图 4-36　术中清创前

A.胫前；B.足内侧；C.足外侧

【创面转归】

术后 1 周，拆除 VSD。胫前肌腱外露长度较清创前增加，可见新鲜肉芽组织（图 4-37A）；姆趾内侧至足底筋膜切开，充分引流（图 4-37B）；左足底同时存在一创面，外覆黑痂（图 4-37C）；左小腿外侧可见一处皮肤压疮，表皮坏死，周围压痛（图 4-37D）。

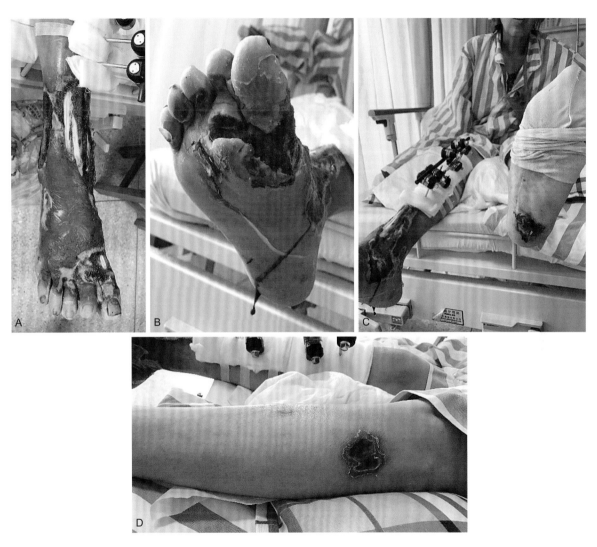

图 4-37　术后 1 周，拆除 VSD 后创面

A. 胫前、足背；B. 前足底；C. 左足底；D. 左小腿外侧

右足内侧大部分外露肌腱被肉芽组织包裹，创面周围见皮肤移行生长（图 4-38A、B）；右足底创面已基本愈合（图 4-38C）；右外踝原有巨大创面已缩小 80% 以上，可见一圈移行皮肤，小溃疡已愈合（图 4-38D）；左小腿处压疮坏死皮肤已结痂，周围无潮红（图 4-38E）。

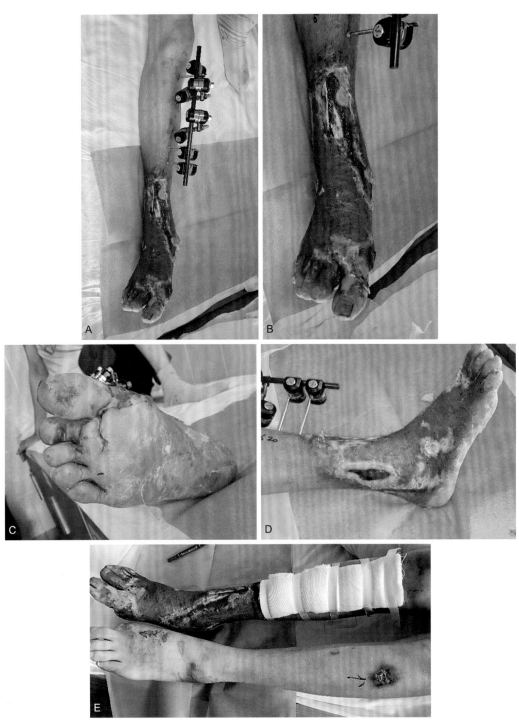

图 4-38　术后 1 个月
A. 右下肢横搬架；B. 右足创面；C. 右足底；D. 右外踝；E. 左小腿

术后 1 年随访，足内侧原有肌腱外露部分由移行皮肤及瘢痕覆盖，足趾创面由再生皮肤覆盖（图 4-39A）；足外侧，原有巨大创面几乎全部由皮肤覆盖，胫前肌得以保全且功能良好（图 4-39B、C）；蹈趾近距离可见无明显瘢痕组织（图 4-39D 箭头所示）。患足日常行走不受限（图 4-39E）。

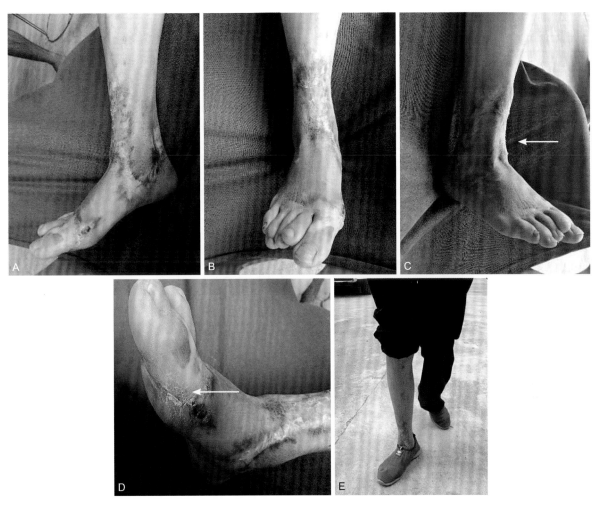

图 4-39　术后 1 年
A. 足内侧观；B. 足背；C. 足外侧；D. 蹈趾；E. 日常行走像

【治疗经验与体会】

1. 该患者糖尿病足感染严重，接受长时间抗生素抗感染及内科创面护理治疗，疗效不理想；清创后无须口服抗生素，患者一般情况也得到迅速改善。提示我们要打破感染恶性循环，要有清创的勇气和决心，如患者不合并心肺基础疾病，应尽早彻底清创、引流；合并心肺基础疾病者，要在多学科会诊基础上，同患者及家属充分沟通，讲明病情，争取尽早清创。

2. 合并大段肌腱外露创面，清创时肌腱应完全清理坏死部分，尽量保留未坏死组织。早期负压吸引可延长肌腱坏死时间，待胫骨横向骨搬移刺激再生效应产生后，新鲜肉芽组织可快速包裹肌腱。其间创面护理尤为重要，使用生长因子、吸水敷料等可更好地使创面保湿，避免肌腱快速坏死。本例患者创面愈合后右踝屈伸功能良好，患者行走无须借助拐杖，提示剩余肌腱仍有正常功能。

3. 本例患者双下肢均有创面，行一侧胫骨横向骨搬移，双下肢创面均正常愈合，再次提示胫骨横向骨搬移的再生效应是全身性的，而非单纯局部效应。

## 六、典型病例 6

【病例简介】

基本情况：患者男性，79 岁。以"发现血糖高 8 年，左足外伤后皮肤破溃 1 个月余"入院。

既往史：患者自诉 8 年前因体重下降至当地医院就诊，当时查血糖＞20 mmol/L，诊断为"2 型糖尿病"，未进行规律药物降糖治疗。1 个月前左足被铁钉扎伤后出现左足皮肤破溃，无明显自觉疼痛症状。逐渐出现局部流脓、红肿。1 周前，于我院急诊就诊，考虑诊断"左足急性蜂窝织炎"，予抗感染治疗，并定期换药，病情无明显好转。3 天前再次至我院就诊，查随机血糖 33.53 mmol/L，诊断"左足蜂窝织炎伴第三趾坏疽"，予多次静滴中性胰岛素降糖治疗并监测血糖，多次监测血糖为：55-53-27.7-26.0-27-20.9 mmol/L，当日 23 点左右患者出现发热，T 38.4℃，予"头孢 硫咪"及"七叶皂苷钠""双氯芬酸钠"等对症支持治疗，并继续静滴中性胰岛素降糖治疗，后多次查血糖后仍＞18 mmol/L，今日急诊拟"2 型糖尿病足"收入我院内分泌科。

入院当日，患者在内分泌科由创面治疗师床边清创时出现意识障碍、小便失禁、面色苍白，由内分泌科转入外科 ICU 监护治疗，次日生命体征稍稳定，急诊行床边彻底打开脓腔清创、引流。

实验室检查：

1. 血常规：白细胞 $33.10 \times 10^9$/L（危急值）、血红蛋白 61.00 g/L、中性粒细胞 96.2%。

2. 降钙素原：48.68 ng/ml。

3. 红细胞沉降率：105 mm/h。超敏 C- 反应蛋白：150.8 mg/L（危急值）。

4. 肝功能：白蛋白 17.4 g/L，白蛋白 / 球蛋白 0.4，前白蛋白 32.8 mg/L。

5. 电解质：钠 127.8 mmol/L，氯 92.8 mmol/L，钙 1.78 mmol/L。

诊断：

1. 2 型糖尿病

　　左足糖尿病足破溃并感染（Wagner 4 级、TEXAS 3D）

　　糖尿病周围神经病变

2. 感染性休克

3. 肺部感染

4. 中度贫血

5. 低蛋白血症

6. 电解质紊乱

7. 多发腔隙性脑梗死

8. 右肾囊肿

【临床决策与分析】

1. 患者有多年糖尿病病史，未正规降糖治疗，入院时血糖高、感染重、恶病质。

2. 患者足部深部感染，导致全身脓毒血症，任何抗生素均不能解决感染问题，需行急诊切开引流，以期打断感染内毒素及炎性介质对身体的持续打击，此时万不可等待抗感染及支持治疗使身体情况好转后再切开引流，因为若不能将感染及毒素外引，其在体内的不断蓄积只会加重身体的衰败，此时仅靠内科治疗是无法将患者从感染性休克的危急境况中挽救回来的。

3. 患者糖尿病周围神经病变，感觉减退，配合局部麻醉即可进行临时急诊切开引流。患者危重，首次床旁切开无须追求彻底清创，达到毒素充分外排引流的目的即可。

【创面转归】

1. 床边探查，左足第三趾干性坏疽，感染波及足底跖筋膜、屈肌腱，由踝管顺行感染至小腿（图 4-40 白色箭头所示）。踇趾根部坏疽，深达骨面，双侧固有动静脉、趾神经坏死，但踇趾尚未坏死，暂予以保留观察（图 4-40 黑色箭头所示）。

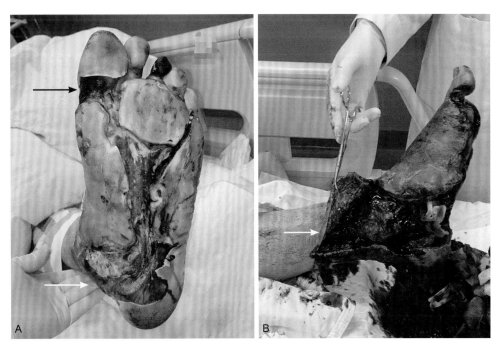

图 4-40　前后两次床边切开引流

A. 首次清创后 3 天，足跟坏死严重（白色箭头所示）；B. 于 ICU 再次床边切开引流，由踝管顺行向上（箭头所示）

2.患者生命征平稳后，行左侧胫骨横向骨搬移＋左足清创＋VSD置入术。术中见患足踇趾掌侧皮肤、第五跖趾关节及关节囊、跟骨表面深筋膜干性坏疽，予以全部切除，部分外露肌腱予以保留（图4-41）。术后第2天，调节骨搬移外固定架，术后1周，拆除VSD（图4-42）。外露跟骨表面筋膜继发坏疽，足跟皮肤脂肪垫、踇趾皮缘继发坏死，小腿肌腱外露。予以补充清创，刮除跟骨表面坏死筋膜，清理足跟、踇趾坏死组织。

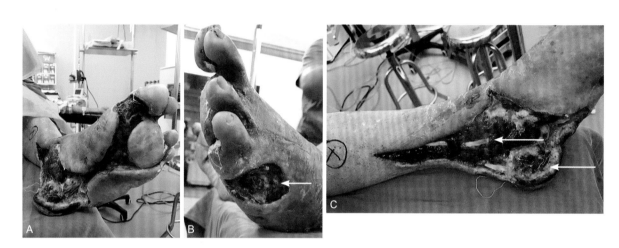

图4-41　胫骨横向骨搬移术前
A.足底；B.足外侧，第五跖趾关节外露（箭头所示）；C.小腿内侧，肌腱、跟骨外露（箭头所示）

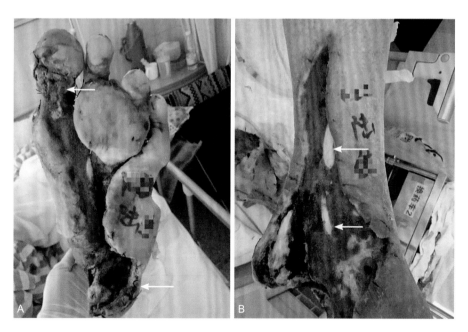

图4-42　胫骨横向骨搬移术后＋负压吸引术后1周
A.足底，足跟皮肤、跟骨表面、踇趾根部继发坏死（箭头所示）；B.小腿内侧肌腱外露（箭头所示）

3.术后 2 周，创面被大量新鲜肉芽覆盖、填充，部分皮缘已开始再生爬行（图 4-43A 黑色箭头所示）。跨趾外露趾骨被新鲜肉芽包裹覆盖，虽然仍有少许皮缘继发坏死（图 4-43A 白色箭头所示），但跨趾已存活。外露跟骨表面逐渐被肉芽覆盖，足底脂肪垫、皮缘继发坏死（图 4-43B 箭头所示）。

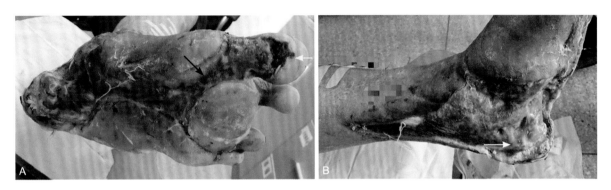

图 4-43　胫骨横向骨搬移术后 2 周
A. 足底；B. 内侧创面

4.术后 1.5 个月，足底、左足外侧、小腿内侧皮缘逐渐向中间再生爬行，创面明显缩小，部分已接触愈合，形成线性瘢痕（图 4-44A 箭头所示）。跟骨已完全被肉芽组织包裹覆盖（图 4-44C 箭头所示）。

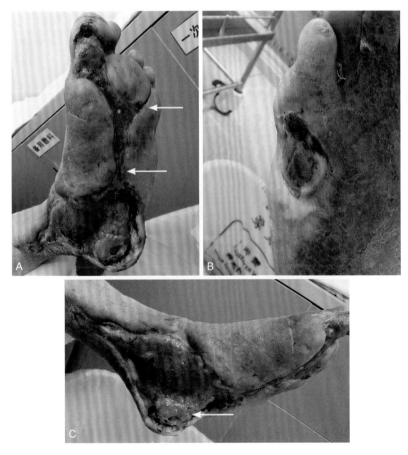

图 4-44　胫骨横向骨搬移术后 1.5 个月
A. 足底；B：左足外侧；C. 小腿内侧

5.术后2.5个月，足跟外侧筋膜、脂肪垫继发坏死，予以床旁补充清创（图4-45）。

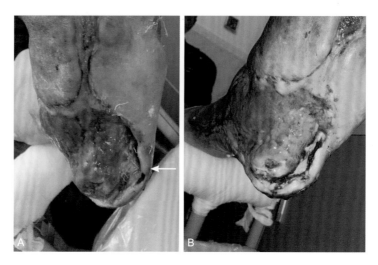

图4-45　胫骨横向骨搬移术后2.5个月
A.足跟脂肪垫继发坏死（箭头所示）；B.左足跟补充清创后

6.术后3个月，足底创面基本痊愈，残留线性瘢痕，仅剩踇趾掌侧小创面（图4-46A）。左足外侧创面缩小，结痂。小腿内侧创面再生皮肤完全覆盖创面，留下线性瘢痕（图4-46B）。足跟完全被肉芽包裹，皮肤向内再生爬行，已无继发坏死（图4-46C）。

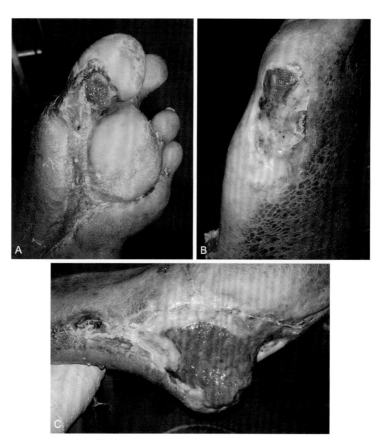

图4-46　胫骨横向骨搬移术后3个月
A.足底；B.左足外侧；C.小腿内侧（痊愈）、跟骨

7. 术后 5 个月，左足外侧创面逐渐愈合，分别可见新鲜肉芽、新生上皮化组织、角质化上皮（图 4-47A 箭头所示）。前、中足痊愈，留下线性瘢痕，再生皮肤角质化良好（图 4-47B 箭头所示）。足跟创面明显缩小，再生皮肤已覆盖足跟最低位负重面，功能逐渐恢复（图 4-47C 箭头所示）。

8. 术后 7 个月，创面痊愈，患足满足日常生活行走需求（图 4-48）。

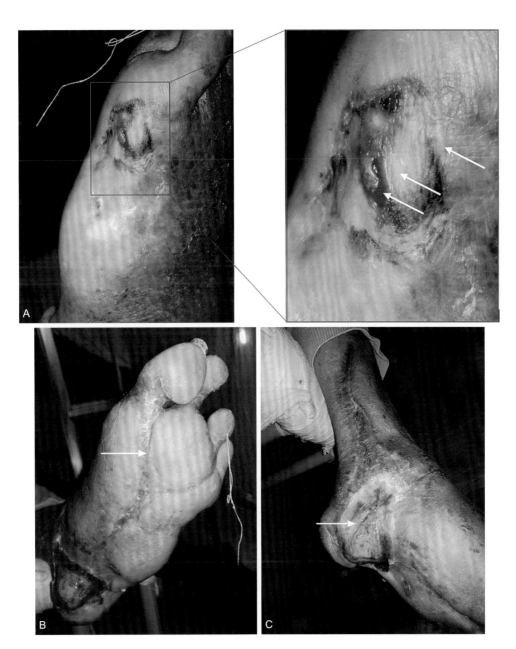

图 4-47 胫骨横向骨搬移术后 5 个月

A. 左足外侧皮肤爬行（箭头所示）；B. 足底残留线性瘢痕（箭头所示）；C. 再生皮肤已覆盖足跟最低位负重面（箭头所示）

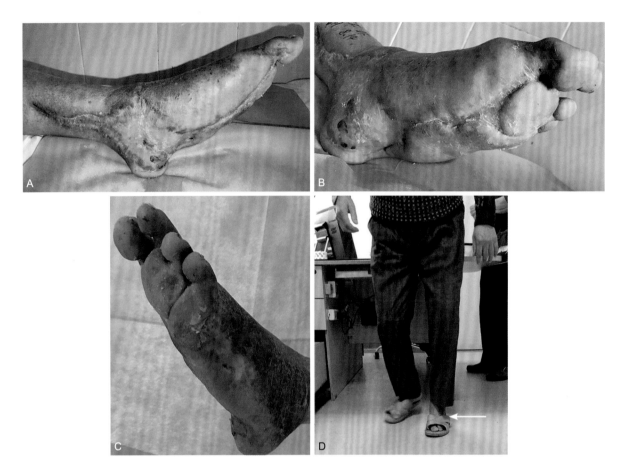

图 4-48　横向骨搬移术后 7 个月，痊愈
A~C.痊愈创面；D.无辅助下患足负重行走（箭头所示）

【治疗经验与体会】

1. 患者足部被铁钉扎伤，直接导致深部感染，及时清创尤为重要。在我科接诊前病史长达 1 个月余，发展到形成深部脓腔后也未切开引流，导致感染播散，演变成坏死性筋膜炎，累及整个足部及小腿远端。

2. 跟骨、第一跖骨、第五跖骨为足部重要负重点，在治疗过程中切勿轻易放弃，只要没有确认完全坏死，均有存活可能。该患者外露跟骨表面筋膜完全干性坏疽，大面积骨外露。在接受胫骨横向骨搬移治疗后肉芽逐渐生长包裹，保留住了跟骨，对痊愈后足部功能的恢复起到了重要作用。

3. 足跟脂肪垫先天血运差，术后更易继发坏死。在补充清创时不宜过度清创，因为清创本身对创面也是一种骚扰，尤其在早期创面再生能力还不足时。此时补充清创只需开放脓腔，充分引流，清除溶烂坏死组织即可。若皮缘等组织为干性坏疽，无明显感染征象，可暂不清创。等待横向骨搬移起效后坏死分界清楚，明确干性坏疽无再度进展时，从坏死分界处清创即可。

# 第四节　糖尿病足合并一个或者多个器官损害或衰竭

糖尿病的全身高血糖状态会导致微血管病变，这些病变体现在下肢血管就可能会造成糖尿病足（diabetic foot，DF），也可以体现在心脏和肾脏等，导致糖尿病肾病和冠心病。有研究表明，糖尿病肾病是糖尿病足的危险因素，肾小球滤过率降低会在一定程度上加重下肢血管的病变，这一类糖尿病足患者往往伴有下肢缺血。同时，该类患者长期毒素蓄积使机体再生能力降低，其治疗和保肢难度较单纯糖尿病足要大很多，这就需要医师良好的临床决策和医患沟通能力，患者及其家属也要有适当的心理准备。多学科综合治疗是此型患者的治疗关键。

## 一、典型病例1

### 【病例简介】

基本情况：患者男性，62岁。以"发现右足第三、四趾疼痛、坏死20余天"入院。

既往史：患2型糖尿病10年，不规律降糖治疗，肾衰竭，规律血透治疗4年。

体格检查：慢性病容，双侧小腿下段及足部皮肤菲薄，皮色苍白，皮温冰冷，末梢毛细血管充盈缓慢，大腿及小腿肌群肌肉萎缩，趾甲增厚。右足第三、四趾缺如，残端干性坏疽、跖骨外露。右足第二趾、第五趾内侧干性坏疽（图4-49）。双侧股动脉、腘动脉、胫后动脉、足部动脉未触及搏动。左下肢感觉减弱，右侧偏瘫，肌力5级。

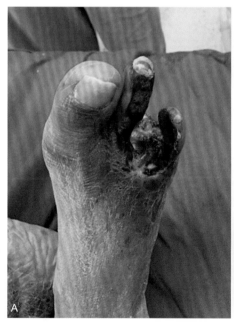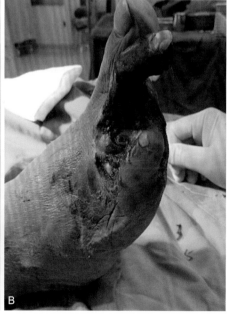

图 4-49　术前创面

创面及邻近第二、五趾干性坏疽

实验室检查：WBC $16.65 \times 10^9/L$，HBG $89.50 \times 10^9/L$、CRP 16.32 mg/L、pro-BNP 34 980.00 pg/ml，hs-cTnT 0.099 ng/ml，UREA 39.23 mmol/L，CREA 1097 μmol/L，Ccr 5 ml/min。

影像学检查：下肢动脉彩超提示双下肢动脉粥样硬化症。左下肢股浅动脉、胫前动脉闭塞，胫后动脉、腓动脉节段性闭塞。右下肢股浅动脉、腘动脉、腓动脉、胫前动脉、胫后动脉及足背动脉闭塞。

诊断：

1.2 型糖尿病

　　右足糖尿病足破溃并感染（Wagner 4 级、TEXAS 3D）

　　糖尿病肾病Ⅳ期

2.下肢动脉硬化闭塞症

3.高血压病

4.脑梗死后遗症

5.先天性心脏病

　　房间隔缺损伴三尖瓣中度关闭不全

　　肺动脉瓣轻度关闭不全

【临床决策分析】

超声提示该患者下肢中动脉及其以上有闭塞（图 4-50A），患肢、创面血运较差，先转入血管外科行下肢动脉造影 +PTA+ 溶栓术（图 4-50B、C），术后患者静息痛、夜间痛改善明显，足部皮温暖，患处出现感染、渗液，提示治疗后患肢血运明显改善，转入我科行右胫骨横向骨搬移、右足清创术。此类患者坏死比较局限，沿坏死边界清理坏死组织，术中注意探查有无窦道形成。

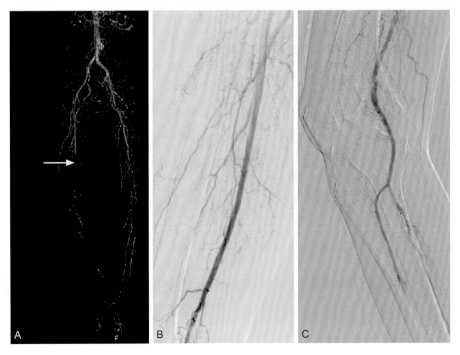

图 4-50　血运重建

A.CTA 示股动脉血流中断（箭头所示）；B、C.DSA 示下肢血运改善

【手术过程】

1. 行胫骨横向骨搬移术（具体操作参照第二章）。
2. 沿坏疽分界处清除坏死组织，探查第二趾无渗血，术中予以解脱。
3. 探查蹑趾屈肌腱，感染无腱鞘顺行性播散。

【创面转归】

术后 3 个月随访，患者创缘无皮肤向中心生长，外露肌腱继发坏死，清创后第二跖骨头外露（图 4-51）。术后 6 个月随访，创面痊愈（图 4-52）。

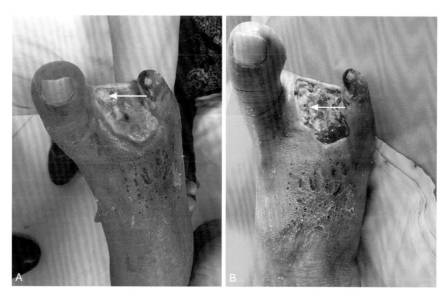

图 4-51　术后 3 个月
A. 创面外露肌腱继发坏死（箭头所示）；B. 清创后第二跖骨头外露（箭头所示）

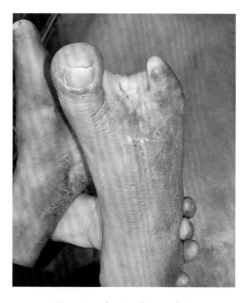

图 4-52　术后 6 个月，痊愈

【治疗经验与体会】

糖尿病足合并肾衰竭,两种疾病均可导致创面不愈合。同时发生时,术后继发坏死风险较单一疾病高得多;创面生长活力较单纯糖尿病患者弱,致使创面愈合周期长,治疗难度更大。这类患者往往合并全身多器官功能减退,例如冠脉病变、下肢动脉硬化闭塞等,需多学科紧密合作,进行多学科治疗,以保证创面的顺利愈合,从而避免截肢悲剧的发生。

## 二、典型病例 2

【病例简介】

基本情况:患者男性,48 岁。因"烫伤后左足溃烂 7 天"入院。

既往史:有 2 型糖尿病病史 5 年,规律使用胰岛素,血糖控制不详。1 年前诊断为尿毒症,规律血液透析治疗。

体格检查:左足底及左足内侧可见大小约 13 cm×12 cm 创面,左足肿胀明显,创面可见大量黑色坏死组织(图 4-53),渗液较多,可闻及明显异味。左足感觉消失。左足远端皮温尚暖。

实验室检查:WBC $9.13×10^9$/L,HBG 135.00 g/L,CRP 9.86 mg/L,ESR 53 mm/h,空腹血糖 11.03 mmol/L,尿蛋白 ++,尿葡萄糖 ++,糖化血红蛋白 7.8%,ALB 41 g/L,CREA 90 μmol/L,Ccr 71 ml/min。

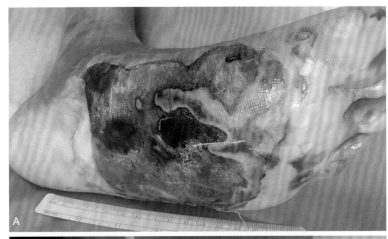

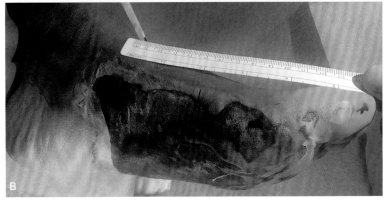

图 4-53　术前创面:患足足底皮肤坏死

诊断：

2 型糖尿病

　　左足糖尿病足破溃并感染（Wagner 2 级、TEXAS 2B）

　　糖尿病肾病Ⅳ期

　　糖尿病周围神经病变

【临床决策分析】

　　患者患足足底皮肤坏死，清创后组织缺损较大。患者拒绝行 CTA 检查，但同时合并糖尿病、尿毒症，估计外周血管条件差。若植皮，供区与皮瓣都将面临极高的风险。患肢皮温尚暖，表明患者左下肢末梢血运尚可，可以满足胫骨横向骨搬移治疗的血运需求，对于这类患者首选治疗方案仍为胫骨横向骨搬移 + 清创术。

【手术过程】

　　1. 行胫骨横向骨搬移术（具体操作参照第二章）。

　　2. 沿皮肤坏死分界处清除坏死组织，探查见坏死累及足底肌及部分跖筋膜。

【创面转归】

　　术后 2 周，创缘无扩大，创面外露筋膜继发坏死，肉芽组织水肿（图 4-54）。术后 1 个月，创面基本被新鲜肉芽组织覆盖，皮缘生长爬行，创面缩小，部分外露足底腱膜继发坏死（图 4-55）。术后 7 个月，创面痊愈（图 4-56）。

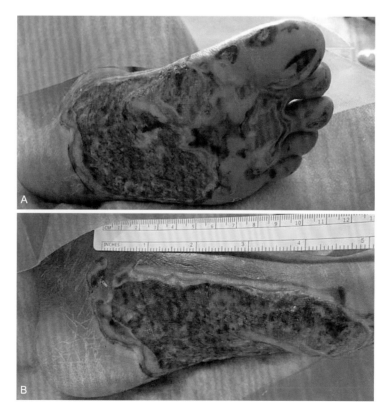

图 4-54　术后 2 周

创面仍有少许继发坏死，肉芽组织水肿

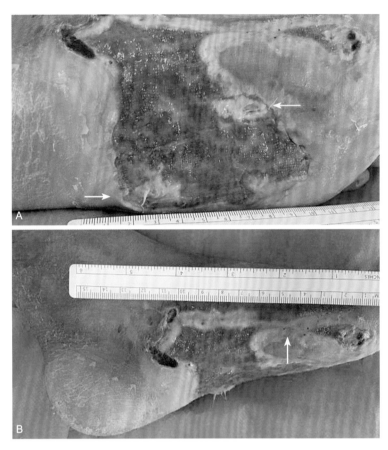

图 4-55　术后 1 个月，创面较前明显缩小

A.外露跖筋膜继发坏死（箭头所示）；B.创面新鲜肉芽覆盖，皮缘向中间爬行接触愈合（箭头所示）

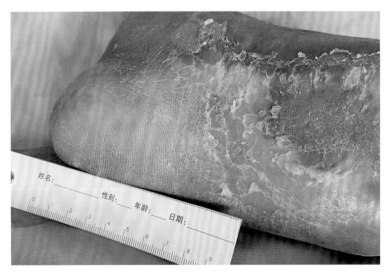

图 4-56　术后 7 个月，痊愈

【治疗经验与体会】

患者糖尿病周围神经病变，皮肤感觉主要表现为双足或者双手对称性的麻木、刺痛、过电感，腱反射减弱或消失，温度觉、震动觉、位置觉减弱或消失。这类患者烧烫伤在冬季尤为多见。多见于农村、偏远地区，冬季烤火、泡脚为主要病因。其次，糖尿病患者合并血管病变时，足部血运差，更觉寒冷，导致更有烤火、泡脚等保暖意愿。

四肢周围神经病变只是糖尿病患者神经病变的一部分，糖尿病患者还会出现自主神经病变，导致自主神经功能紊乱，可累及心血管系统、消化系统、泌尿生殖系统等，导致相关系统储备功能减退。在应对糖尿病足创面及感染应激状态时，表现出相应的器官系统功能紊乱，如静息性心动过速、体位性低血压、便秘、腹泻等症状。

## 三、典型病例 3

【病例简介】

基本情况：患者男性，47 岁，以"右足破溃 1 个月余"入院。

1 个月前右足第二趾近节出现破溃，大小约 0.5 cm × 0.5 cm。后于当地就诊中医，予草药外敷，无好转，破溃逐渐增大。15 天前出现右足疼痛，烧灼感，呈持续性，用止痛药后可好转，于当地医院就诊，效果欠佳，建议截肢。患者为求进一步诊治来我院就诊。行下肢血管彩超检查示：双下肢动脉粥样硬化症（双下肢足背动脉血流束明显变窄，尤以右侧明显）。双下肢 CTA 提示双下肢动脉硬化，管腔不同程度狭窄（图 4-57）。以"右侧糖尿病足破溃并感染"收入院。

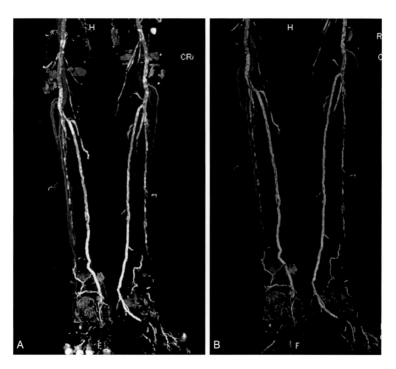

图 4-57　双下肢 CTA 提示双下肢动脉硬化，管腔不同程度狭窄

既往史：患者既往有 2 型糖尿病史 11 年余，未监测调控血糖；诊断尿毒症 3 年余，规律血透；高血压病史 3 年余，最高 180/90 mmHg，口服氨氯地平片降压，未监测血压。

实验室检查：

1. 血常规：白细胞 $23.12 \times 10^9/L$，血红蛋白 34.8 g/L，中性粒细胞 87.9%。

2. 降钙素原：48.68 ng/ml。

3. 红细胞沉降率：140 mm/h，超敏 C- 反应蛋白：150.8 mg/L（危急值）。

4. 肝功能：白蛋白：26.4 g/L、天门冬氨酸氨基转移酶 5U/L、丙氨酸氨基转移酶 8U/L。

5. 糖化血红蛋白：8.40%。

诊断：

1. 2 型糖尿病

  右足糖尿病足湿性坏疽

2. 脓毒血症

3. 慢性肾衰竭尿毒症期

4. 高血压病 3 级，很高危组

5. 双下肢动脉粥样硬化

6. 重度贫血

【临床决策分析】

患者糖尿病足感染合并脓毒血症，及时清创，清除原发感染灶是解决全身感染问题的关键，同时行同侧胫骨横向骨搬移术。由于患者合并尿毒症，尿毒症患者钙磷代谢紊乱，并发钙化防御，术前 CTA 检查也提示血管病变。但患者足部皮温尚可，说明有侧支循环代偿，足部血运尚可，可暂不行下肢血管介入手术。

【手术过程】

1. 行胫骨横向骨搬移术（具体操作参照第二章）。

2. 解脱右足已坏疽的第二、三、四趾（图 4-58），探查创面，坏死沿趾屈、伸肌腱逆行感染，予以完全切开引流。

3. 术中探查见第五跖骨、跖趾关节坏疽，清创后第五趾无血运，予以解脱，术后第二、三、四、五跖骨残端外露。

4. 跗趾远节皮肤干性坏疽，予以清除。

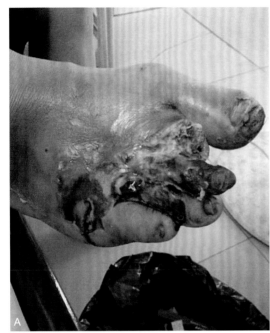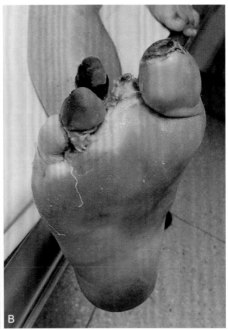

图 4-58　术前创面

## 【创面转归】

### (一)足背创面转归

1. 术后 3 周，创面新鲜肉芽覆盖，外露跖骨完全被包裹。足底筋膜、脂肪垫继发坏死，部分皮缘继发坏死（图 4-59A 箭头所示）。予以补充清创，清除已溶烂坏死筋膜、脂肪垫，沿坏死分界处切除坏死皮缘。

2. 术后 2.5 个月，踇趾创面痊愈，足背创面周围皮肤向心性再生爬行，创面明显缩小（图 4-59B ）。

3. 术后 3.5 个月，创面继续缩小，局部已接触愈合（图 4-59C 箭头所示）。

4. 术后 5 个月，创面痊愈，残留线性瘢痕（图 4-59D ）。

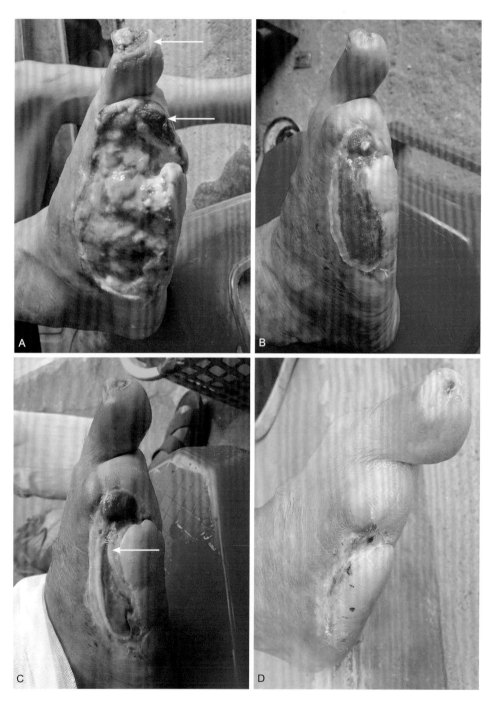

图 4-59　足背创面
A. 术后 3 周；B. 术后 2.5 个月；C. 术后 3.5 个月；D. 术后 5 个月（痊愈）

## （二）足底创面转归

1. 术后 10 天，足底创面新鲜肉芽覆盖，部分筋膜、脂肪垫继发坏死（图 4-60A 箭头所示），予以补充清创。

2. 术后 1~2.5 个月，创面逐渐缩小（图 4-60B、C）。术后 4 个月，创面痊愈，残留线性瘢痕（图 4-60D）。

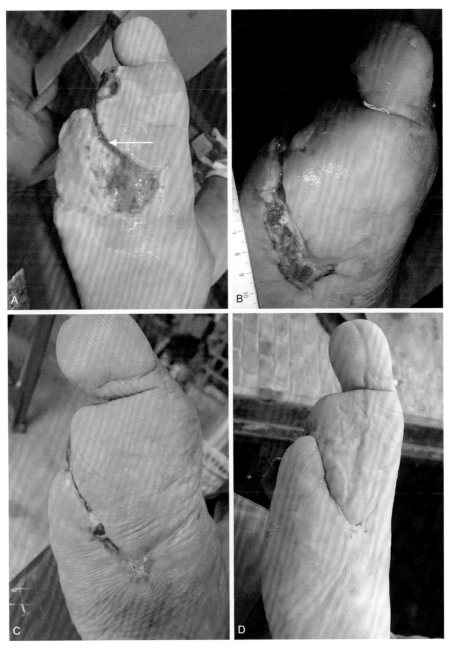

图 4-60　足底创面
A. 术后 10 天；B. 术后 1 个月；C. 术后 2.5 个月；D. 术后 4 个月（痊愈）

3.术后1年余随访，创面无复发（图4-61A、B），日常行走无受限（图4-61C）。

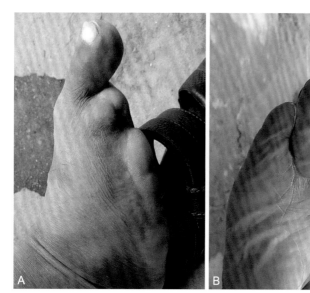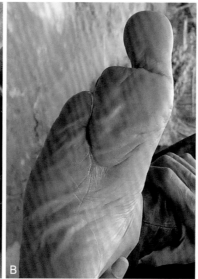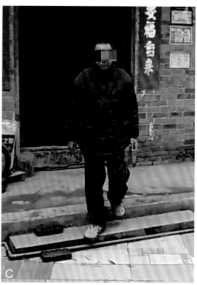

图4-61　术后1年余
A、B.创面残留线性瘢痕，无复发；C.患者可以在无辅助工具下进行日常行走

【治疗经验与体会】

患者同时合并糖尿病及尿毒症，创面愈合时间长于单纯糖尿病足患者，但最终也得到了创面的痊愈。这类患者创面新鲜后仍不建议植皮，因为取皮区将面临极高的不愈合风险，造成新的创面。

# 第五节　糖尿病足合并下肢动脉硬化闭塞症

随着糖尿病进展，糖尿病患者发生动脉粥样硬化早且快，随着时间的推移，从量变到质变，部分患者出现下肢大、中动脉（股/腘动脉水平）及其以上动脉的硬化、闭塞，造成肢体缺血，进而引起此型糖尿病足（第四型）。下肢动脉硬化闭塞症（arteriosclerosis obliterans，ASO）也是常见致畸致残的下肢缺血性疾病。众所周知，随着人体年龄的增长，脂质代谢能力下降，导致低密度脂蛋白浸润于动脉内膜下，动脉粥样硬化便悄然地逐渐发生发展。若合并有糖代谢异常（糖尿病），尿酸代谢紊乱等疾病，动脉粥样硬化将会更早地发生，并以较快的速度进展。病变过程一般从动脉内膜开始，脂质沉积于动脉内膜的内外，在内膜表面形成黄色粥样的脂质堆积，堆积逐渐增大后，一方面可导致动脉弹性下降而逐渐硬化，另一方面会在流动的血液中形成涡流，进一步可引起血小板聚集加速、斑块增大或形成血栓。这是一个以年为单位的缓慢过程，人体亦可发生侧支循环的代偿生物学行为，以期减低主干动脉供血量逐渐减少与组织生存必需一定的血液供应之间的矛盾。但随着时间的推移，动脉粥样硬化斑块将越积越大，其表面组织由于缺血也出现了坏死，而坏死组织在炎症因子和钙盐沉积的作用下发生了钙化，当病理生理过程进展到这一阶段犹如江中垒坝，将极大地减少肢体及各个器官的血液供应，如若由于斑块脱落堵塞或血液流变学的急剧改变导致血栓形成将会形成组织器官的缺血——若在心、脑，肾等供血动脉发生则可导致心肌梗死、脑梗死、肾梗死等；若发生在肢体供血动脉中则形成肢端坏死；如若硬化及钙化的斑块逐渐增大最终将肢体主干动脉堵塞。肢体远端的组织供血则要视侧支循环的代偿情况而异：少部分侧支循环生成完善之患者肢体不会出现明显的缺血现象，可能仅有轻度的发凉或酸痛感。但大部分侧支循环无法代偿的患者将会被肢端组织坏死、难以愈合且不断扩大的溃疡以及剧烈的疼痛所折磨。

由此病的病理特点我们可知此病的临床主要表现为"老、干、妈"，意即为此症若发生发展到严重的需外科处置的阶段必是经过长期的病理变化的积累，所以绝大多数是老年患者，这也是ASO（动脉硬化闭塞症）与TAO（血栓闭塞性脉管炎）的重要鉴别点；其次此症一旦血运中断必是十分严重的局面，患者肢端多为大段组织干性坏死，意味着细菌都由于绝对的缺血而无法繁殖；最后由于患者的神经末梢在缺血的刺激下将出现非常剧烈的疼痛，会疼的直喊"妈妈"。但在有效治疗改善血供后，疼痛会迅速缓解，这也可以作为血运是否改善的一个标志。

此型患者的治疗首先要合理判断患者下肢血运情况。常见的方法有经皮氧分压、皮温、动脉超声、CTA、血管造影等，目前笔者临床上比较常用的是皮温和CTA。需要注意的是，在评估患者皮温时，要让患者处于约26℃左右室温，平躺休息约10分钟之后进行检查，将患肢远端与近端、健侧、上肢、额头温度进行对比。如皮温低、触之冰凉往往提示患者肢体缺血严重；阅读CTA检查结果时，要仔细阅读平扫相与增强相，评估动脉硬化情况及下肢血运。这一类患者在治疗时通常需要联合血管外科，先进行血运重建治疗，评估血运重建后患肢血运情况，如血运重建后患肢血运改善明显，此时可行胫骨横向骨搬移术；如血运重建后血运无改善，则患者往往面临着截肢。需注意的是，这一类患者的血管闭塞通常为慢性、长期的过程，在这个过程中，肢体会代偿性产生侧支循环，如患者CTA提示患者中动脉及其以上动脉闭塞严重，无法进行血运重建或者患者及其家属拒绝血运重建，但查体患者肢体远端皮温尚温暖，患处干性坏疽同时伴有感染、渗液，此时提示患者已产生侧支循环以维持肢体灌注。这种情况下，胫骨横向骨搬移仍作为首选治疗方案。在治疗过程中，这类患者可能出现血管的再次闭塞，导致肢体缺血进展，病情恶化，甚至截肢。此型治疗难度甚大。需小心判断，谨慎处理。

## 一、典型病例 1

【病例简介】

基本情况：患者女性，87岁，因"左足坏疽2月余"入院。

既往史：患2型糖尿病18年，口服降糖治疗，规律服药，未监测血糖，血糖控制不详。18年前，因"脑梗死"于当地医院住院治疗，并发右侧肢体偏瘫。有高血压病史10余年，规律服用降压药，未监测血压。

查体：左足蹋趾、第二趾、第三趾缺如，左足远端可见大小约 6 cm×2.5 cm 创面，创面可见干性坏死组织，少量渗液，可闻及明显异味。创面可见软骨外露。左下肢远端皮温稍凉。

辅助检查：下肢 CT 平扫（图 4-62A~C）与下肢同层面 CTA（图 4-62D~F）对比，提示下肢动脉完全钙化闭塞。

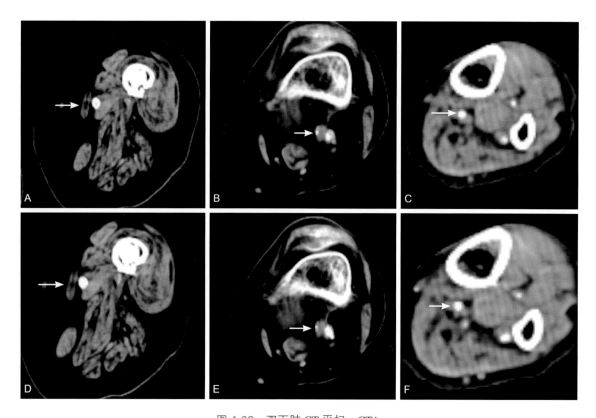

图 4-62　双下肢 CT 平扫、CTA

下肢 CT 平扫（A、B、C）与下肢同层面 CTA（D、E、F）对比提示下肢动脉完全钙化闭塞（箭头所示）

诊断：

1. 2 型糖尿病足病

　　左足糖尿病足干性坏疽并感染（Wagner 4 级、TEXAS 3D）

2. 下肢动脉硬化闭塞症

3. 脑梗死后遗症期

　　左侧偏瘫

4. 高血压病

【临床决策分析】

该患者既往有脑梗死病史，患肢侧偏瘫，足部无功能需求。但患者强烈要求保肢。所以该患者的治疗不以功能恢复为目标，而是创面愈合。患者糖尿病足合并下肢中动脉完全闭塞，导致足部干性坏疽，创面不愈合。若行截肢术，残端继发坏死可能性极大，从而导致二次、甚至多次截肢。患者高龄，由此将面临更大的风险。由此，胫骨横向骨搬移是最佳的选择。但是患者应先行介入治疗，尽量重建下肢血运，以满足胫骨横向骨搬移再生需求。术前由血管科医师行左下肢动

脉内膜剥脱 + 取栓 +PTA+ 动脉支架置入 + 溶栓术（图 4-63A、B）。术中探查无法介入股浅动脉以远血管，DSA 提示主干动脉完全闭塞，但可见周围有丰富侧支循环开放（图 4-63C），且术后患足皮温改善，可以满足胫骨横向骨搬移治疗需求。

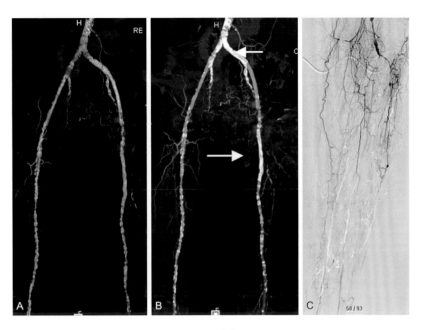

图 4-63 术前 CTA
A. 双下肢动脉 CTA；B. 置入动脉支架；C. 下肢主干动脉完全不显影，但是可见丰富侧支循环

【手术过程】

1. 行胫骨横向骨搬移术（具体操作参照第二章）。患者术前照片见图 4-64。

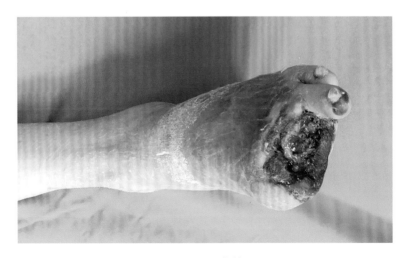

图 4-64 术前
创面干性坏疽

2. 沿坏疽交界处清除坏死组织，第一、三跖骨尚无坏死征象，可予以保留，无须短缩，保留关节软骨面保护髓腔（图4-65）。第二跖骨已坏死，予以咬除。创面软组织清创至有血液渗出即可。

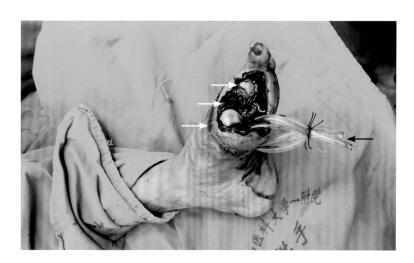

图 4-65　术后照片
跖骨外露（白色箭头所示）、"牛鼻子引流"（黑色箭头所示）

3. 探查足底跖筋膜、屈肌腱鞘，有逆行性感染，切除坏死跖筋膜、屈肌腱及其腱鞘，留置"牛鼻子引流"管（图4-65）。

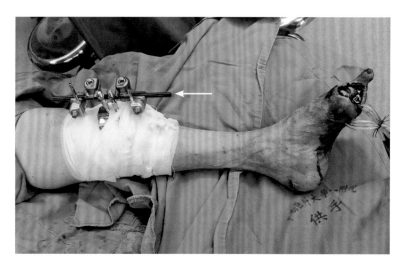

图 4-66　术后照片
胫骨横向骨搬移外固定架（箭头所示）

【创面转归】

胫骨横向骨搬移术后 2 周（图 4-67A），左足第四趾仍有少量继发干性坏疽，创面可见红润的肉芽组织填充及少量继发坏死组织。"牛鼻子引流"处仍有继发坏死，需继续留置"牛鼻子引流"管。术后 1 个月，创面较前缩小，大部分外露跖骨头被肉芽组织包裹（图 4-67B，箭头所示），继发坏死明显减少。术后 5 周，骨外露完全被肉芽组织所覆盖，"牛鼻子引流"管被肉芽组织紧密包裹，无坏死、渗液流出，予以拔除"牛鼻子引流"管（图 4-67C，黑色箭头所示）。

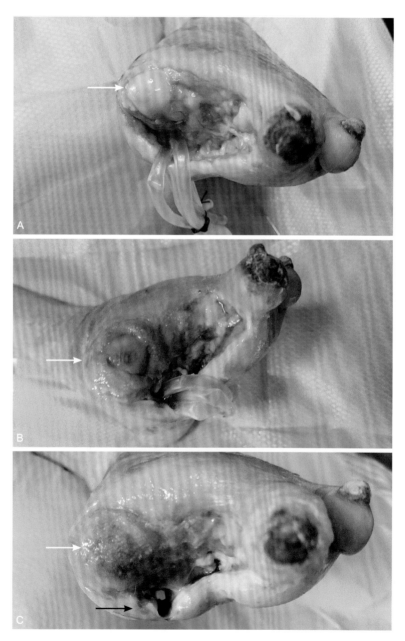

图 4-67 骨外露覆盖、"牛鼻子引流"管变化

A.外露跖骨头；B.术后 1 个月，肉芽部分覆盖外露跖骨头；C.术后 5 周，肉芽完全覆盖骨外露（白色箭头所示），拔除"牛鼻子引流"管窦道（黑色箭头所示）

术后 1.5~3 个月，明显可见再生皮肤向创面中心爬行（图 4-68 白色曲线所示）。组织缺损被肉芽组织填充（图 4-68 白色箭头所示）。探查术后继发坏死的第四趾远端，已分界清楚，坏疽端自行解脱（图 4-58 黑色箭头所示）。术后 5 个月，痊愈，可见线性瘢痕（图 4-69）。

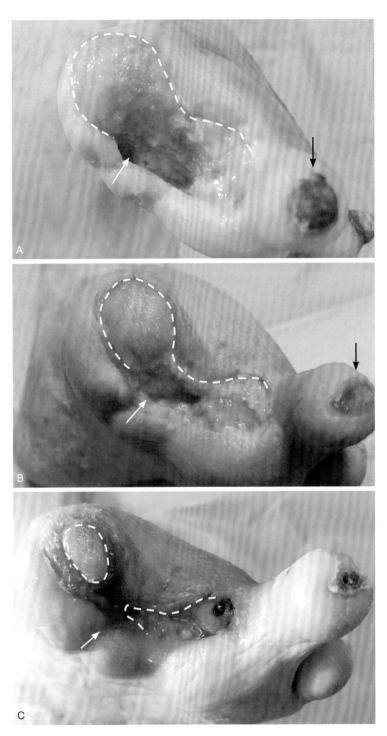

图 4-68　术后创面
A. 1.5 个月；B. 2.5 个月；C. 3 个月

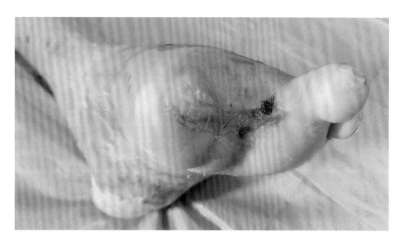

图 4-69　术后 5 个月，痊愈

【治疗经验与体会】

1. 该患者 CT 平扫可见下肢主干动脉基本完全闭塞，但并没有出现大段肢体坏死，说明患者有侧支循环代偿开放。然而前足坏疽，足皮温低，又说明侧支循环代偿不足。所以胫骨横向骨搬移前应尽量予以下肢血运重建。

2. 患者下肢动脉钙化闭塞严重，致使主干动脉血运重建只能到达股浅动脉平面，血运重建后 DSA 提示小腿股浅动脉以远动脉完全闭塞，但可见有丰富的侧支循环开放。重建过后足部皮温改善，术中创面有有效渗血也证实了这一点。

3. 血运重建过后，虽然患足血运较前改善，但相对于正常人的肢体血运还远远不够，所以在术后依然有继发干性坏疽。但对于胫骨横向骨搬移治疗创面，如有有效的血运渗出即可满足创面再生需求。

4. 患者有三个跖骨外露，但是胫骨横向骨搬移术后表现出了强大再生能力，肉芽很快包裹了外露骨，为皮肤的再生爬行搭建了基础，直至最后痊愈。

5. 该患者长期偏瘫卧床，患肢无功能需求，但仍强烈要求保肢。在治疗过程中我们不能单单看到一个创面、一条腿，也要顾及患者的心理需求，才能达到最好的治疗结局。

## 二、典型病例 2

【病例简介】

基本情况：患者女性，66 岁，因"左足第二趾疼痛发黑 2 月余，加重半月余"入院。

患足疼痛呈持续性疼痛，间歇性疼痛加重，夜间疼痛明显，伴下肢麻木。1 个月余前，外院行左胫骨横向骨搬移术，术后左足第二趾坏死加重（图 4-70），相邻足趾逐渐出现干性坏疽，麻木，足背出现红肿症状。

既往史：患者既往有高血压病史 10 余年，具体不详。2 型糖尿病病史 9 年，不规律使用降糖药物，未监测血糖。

体格检查：左足踇趾、第二趾、第三趾干性坏疽，坏死足趾周围稍红肿，无明显渗液，左下肢远端皮温凉。

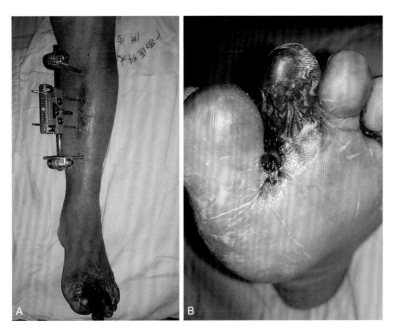

图 4-70　外院行胫骨横向骨搬移术后

诊断：

1. 2 型糖尿病足病

　　　左足干性坏疽并感染（Wagner 4 级、TEXAS 3D）

2. 下肢动脉硬化闭塞症

3. 高血压病

【临床决策分析】

1. 该患者已在外院行胫骨横向骨搬移治疗，术后按治疗方案调节外固定架，但患者左足坏死无好转，且进行性加重（图 4-71），静息痛、夜间痛明显，结合查体及辅助检查，患者下肢中动脉闭塞严重，患肢缺血明显，需先血运重建，改善下肢血运，以满足胫骨横向骨搬移治疗需求。

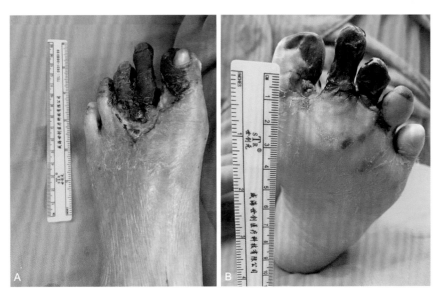

图 4-71　血运重建术前，坏疽进行性进展
左足第一、二、三趾干性坏疽

2.治疗方案：转入血管外科行左下肢动脉造影+PTA+溶栓术（图4-72），术后患者静息痛、夜间痛改善明显，足部皮温暖，患处出现感染、渗液，提示治疗后患肢血运明显改善，转入我科行左足清创术。术中彻底清理坏死组织及炎性组织，探查、开放窦道。同时考虑目前患者糖尿病足恢复欠佳，留置外院胫骨横向骨搬移外固定架，继续调节。

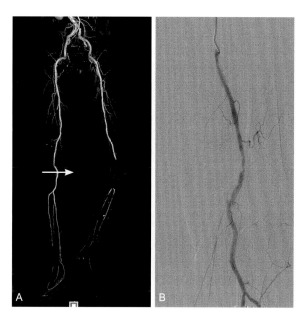

图 4-72　下肢血管造影
A.CTA 示左侧腘动脉中断（箭头所示）；B.PTA 血运重建

【手术过程】

1.沿坏疽分界处解脱坏疽趾，清创后第一、二、三跖骨外露，跖骨头暂未坏死，予以保留（图4-73A）。

2.探查屈伸肌腱及其腱鞘，第二趾伸肌腱有逆行性感染，予以切开剥离（图4-73B）。

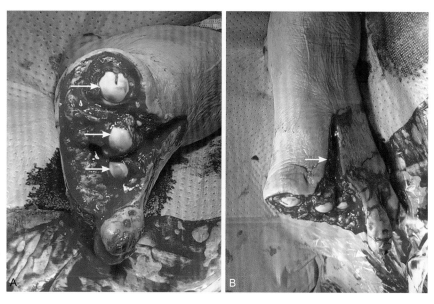

图 4-73　术中照片
A.跖骨外露（箭头所示）；B.剥离坏死屈肌腱（箭头所示）

【创面转归】

术后 1 周，创面肉芽组织新鲜，虽然有跖骨及关节面软骨外露，但未见明显继发坏死（图 4-74A）。术后 10 天至 2 周，肉芽组织丰盈填充（图 4-74B、C）。术后 1.5~2 个月，创面肉芽逐渐包裹外露跖骨（图 4-75）。术后 5 个月，随访患者时，创面周围皮肤再生，最终留下线性瘢痕，创面痊愈。第一跖骨头为重要负重点，得以保留后日常行走无受限（图 4-76）。

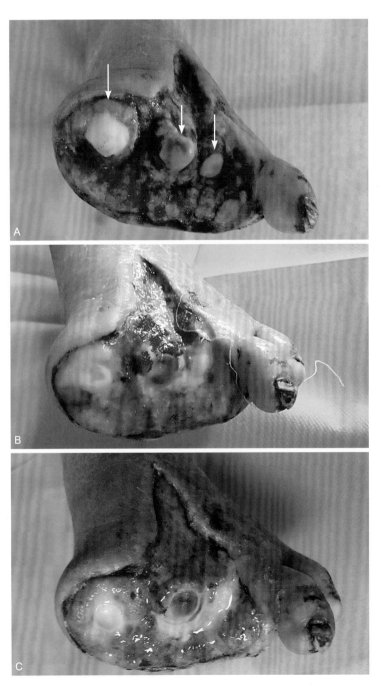

图 4-74　术后 1~2 周

A. 跖骨外露（箭头所示）；B. 术后 10 天；C. 术后 2 周

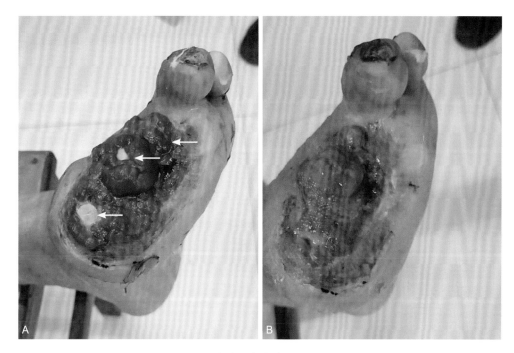

图 4-75　肉芽包裹骨外露（箭头所示）

A.术后 1.5 个月；B.术后 2 个月

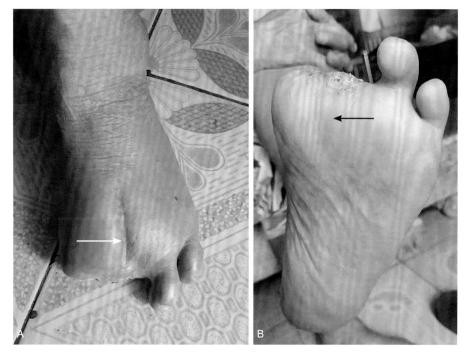

图 4-76　痊愈

A.足背留下线性瘢痕（箭头所示）；B.第一跖骨头得以保留

【治疗经验与体会】

1. 糖尿病足患者大多有不同程度的下肢中动脉病变，在应用胫骨横向骨搬移治疗糖尿病足时，足部血运的判断尤为重要（具体参照第三章）。该患者有明显下肢缺血症状，足部血运不能满足胫骨横向骨搬移治疗需求，应先行血运重建。

2. 清创时，外露跖骨并未坏死，无须咬除短缩。而且第一跖骨头为重要负重点之一，应尽量保留，无须担心骨外露创面无法愈合。胫骨横向骨搬移术后创面表现出强大的再生能力，再生组织可包裹骨外露。

3. 此型患者若医师术前对肢体缺血状况判断失误，可能出现胫骨横向骨搬移术后患者疼痛及创面无改善，此时仍有挽回的余地：可先由血管外科开通中动脉后，继续在做一疗程搬移，即可使原来无法愈合的较大创面，以再生的方式愈合。即血管外科开通血管后，较大创面的再生可藉胫骨横向骨搬移刺激机体完成。两个专业各自发挥所长，可以更好地合力克服此类难题。

# 三、典型病例 3

【病例简介】

基本情况：患者男性，65 岁，因"右足第二、三、四、五趾发黑坏死 2 月余"轮椅推送入院。

患者于 2 个多月前无明显诱因下开始出现右足瘙痒、疼痛，范围逐渐扩大，出现右足第二、三、四、五足趾破溃，至当地医院就诊，予以降血糖等对症治疗，右足破溃未见好转。1 个月前于外院就诊，入院随机血糖 14 mmol/L，右足分泌物培养出恶臭假单胞菌、阿萨希丝孢酵母菌，诊断"糖尿病足、双下肢动脉粥样硬化闭塞症、急性左心衰竭、冠心病"，予以右下肢 PTA+ 右足清创术，以及控制血糖、抗感染、控制心力衰竭等对症治疗，右足破溃未见好转并逐渐加重，建议截肢。患者坚决拒绝截肢，后转入我院治疗。

既往史：有糖尿病病史 4 年余，血糖最高 16 mmol/L，未监测调控血糖。

诊断：

1. 2 型糖尿病

　　右前、中足糖尿病足坏疽并感染

　　糖尿病周围神经病变

2. 双下肢动脉粥样硬化闭塞症 PTA 术后

3. 冠心病

4. 肺部感染

5. 慢性阻塞性肺部疾病

【临床决策分析】

患者老年男性，有 4 年糖尿病病史，但未监测调控血糖。下肢血管及冠脉病情可见患者全身血管病变严重。患者 1 个月前已行下肢 PTA 治疗，但足部病变并未得到改善，坏疽持续加重，累及前中足（图 4-77）。该患者即使采用截肢，残端也面临着极大的继发坏死可能，从而接受二次甚至多次截肢。所以该患者应选择胫骨横向骨搬移术，改善患肢远端血运，尽可能保留跟行足，亦可满足老年患者日常生活。即使截肢也可降低截肢平面，尽量避免二次截肢，以保留膝关节。

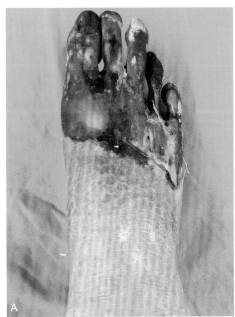
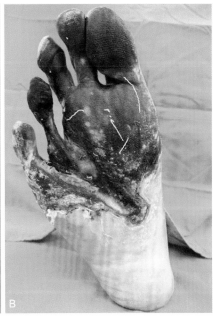

图 4-77　PTA 术后 1 个月，前中足坏疽

该患者足部缺血严重，手术的刺激也会导致创面继发坏死，所以术后创面继发坏死可以预见。故首次清创不必切除到创面有明显有效渗血。以开放脓腔、切除坏死组织，达到控制感染为主要目的。待胫骨横向骨搬移术后足部微循环改善，坏死分界清楚后，再行二期清创。

【手术过程】

1. 行胫骨横向骨搬移术（具体操作参照第二章）。
2. 沿坏疽分界处解脱前足，咬除已坏死跖骨。
3. 探查屈、伸肌腱及其腱鞘，无逆行感染。

## 【创面转归】

1.沿坏死交界处解脱前中足后，创面跖骨、肌腱外露，创面无明显有效渗血（图4-78）。

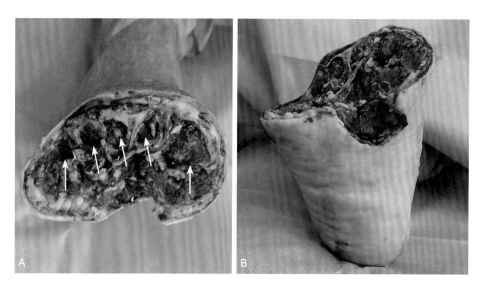

图 4-78　术后创面
解脱坏死组织后，跖骨外露（箭头所示），创面无明显渗血

2.术后10天，外露跖骨、皮缘、皮下脂肪继发坏死，足底肌虽未坏死，但生机不足，濒临坏死（图4-79）。术后1个月，足底肌坏死，感染沿伸肌腱逆行感染，予以二期清创。

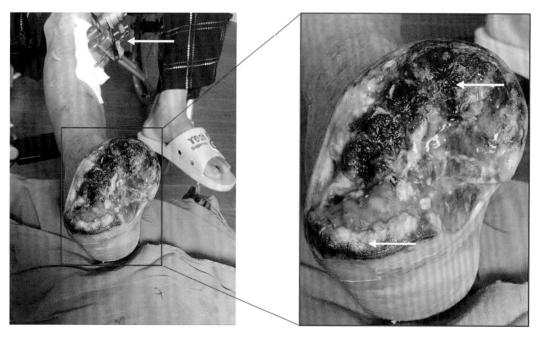

图 4-79　术后 10 天
创面外露跖骨、皮缘、脂肪垫继发坏死

3.术后 7 周，创面部分继发坏死，但创面已有大量肉芽生长。皮缘坏死分界不清（图 4-80A），暂不予清创，可待分界清楚后再清除坏死皮缘。切开逆行感染的伸肌腱鞘后，切除伸肌腱时应在无张力状态下平创面切断肌腱（图 4-80B），不建议拉出切断回缩。因为短缩切除会残留腱鞘死腔，回缩肌腱会将感染带入深部，引发感染。

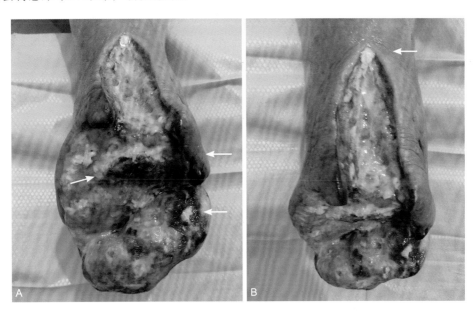

图 4-80　术后 7 周

A.创面被肉芽覆盖，部分皮缘、外露关节囊、肌肉坏死（箭头所示）；B.平切口无张力切断的胫前肌残端（箭头所示）

4.术后 2.5 个月，距骨跗横关节面外露（图 4-81 白色箭头所示）。创面无继发坏死，表面被纤维素性渗出物形成的灰白色膜状物覆盖，揭开膜状物可见新鲜肉芽组织（图 4-81 黑色箭头所示）。创面出现肉芽生长、纤维素性渗出，说明局部血运已改善、创面组织活力已恢复。创面微环境促进组织修复。

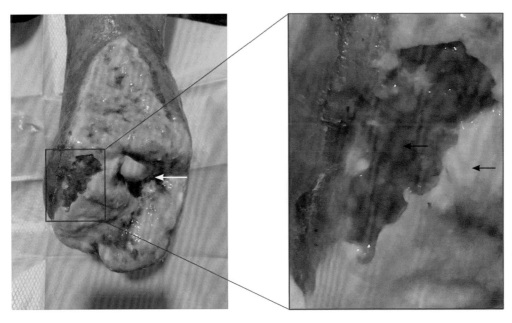

图 4-81　术后 2.5 个月

外露距骨跗横关节面（白色箭头所示），新鲜肉芽及表面纤维素性渗出物（黑色箭头所示）

5. 术后 5.5 个月, 伸肌腱处创面已痊愈, 外露距骨跗横关节面完全包裹, 足部创面明显缩小, 可见皮缘爬行 (图 4-82A 箭头所示)。术后 8 个月, 创面继续缩小, 可见胫前创面愈合的线性瘢痕 (图 4-82B 箭头所示)。

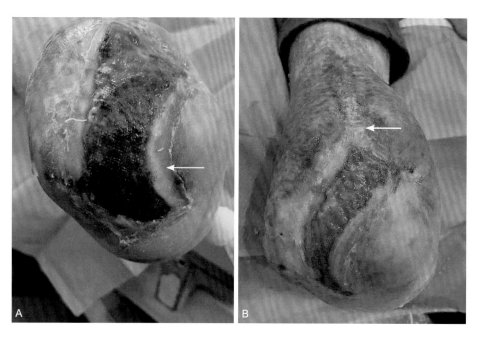

图 4-82　创面逐渐缩小
A. 术后 5.5 个月 .B 术后 8 个月

6. 术后 10 个月, 患者创面痊愈, 残留跟行足 (图 4-83A), 日常活动无受限, 无须辅具辅助 (图 4-83B)。

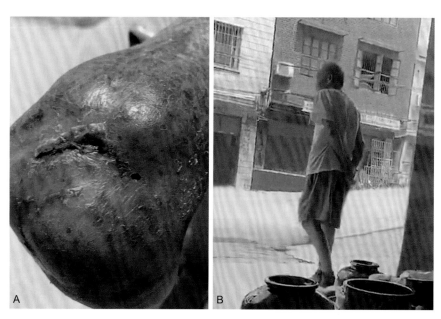

图 4-83　创面痊愈
A. 痊愈创面 ; B. 无辅具日常行走

## 【治疗经验与体会】

该患者同时罹患糖尿病、下肢动脉粥样硬化闭塞症，足部缺血症状明显。中动脉血运重建后，坏死依然无法逆转。所以该患者足部条件极差，胫骨横向骨搬移效应发挥会比普通患者更长。故首次手术——胫骨横向骨搬移＋清创术后创面的继发坏死可以预见，但为保全更多的组织，到达保留跟行足的目的，首次清创并未清创至有真正的有效血运渗出，而是清除坏死、开放脓腔，期待胫骨横向骨搬移的再生效应出现，局部血运改善，坏死分界清楚后再行二期清创。一期手术后创面的继发坏死时长将近2个月，但可以明显看到坏死逐渐减少，创面活力逐渐增强。再生与坏死此消彼长，直至创面愈合，避免了截肢的悲剧，并且恢复到无须辅具辅助的正常生活。

## 参考文献

[1] Wagner F W Jr. The dysvascular foot: a system of diagnosis and treatment[J]. Foot Ankle, 1981, 2: 64-122.

[2] Izumi Y, Satterfield K, Lee S, et al. Risk of re-amputation in diabetic patients stratified by limb and level of amputation: A 10-year observation[J]. Diabetes Care, 2006, 29: 566-570.

[3] 中华医学会糖尿病学分会. 中国2型糖尿病防治指南(2020版)[J]. 国际内分泌代谢杂志, 2021, 41(5): 482-548.

# 第五章　胫骨横向骨搬移疗效不佳病例分析

## 第一节　高龄合并大血管严重病变

【病例简介】

基本情况：患者女性，80 岁，以"右足第二趾关节坏死、疼痛 2 周余"入院。

患者 2 周前自发出现右足第二趾关节坏死、疼痛，右足有麻木感，自行敷涂药膏后效果不佳，症状加重，第二趾疼痛加重，为求进一步诊治就诊。患者精神良好，体重无明显改变。既往有高血压、糖尿病病史。

体格检查：右足第二趾干性坏死，周围组织红肿，压痛明显（图 5-1A）。皮肤较对侧稍干燥，弹性差，皮温较低。伤口未闻及异味。

影像学检查：2018 年 1 月 14 日在我院行 B 超检查提示：右下肢动脉粥样硬化症。患肢 X 线片可见血管钙化影（图 5-1B）。

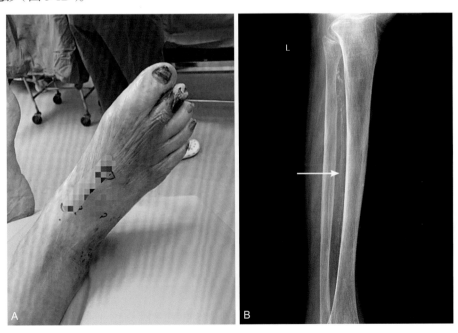

图 5-1　术前创面

A. 足趾干性坏疽；B. 血管钙化影（箭头所示）

诊断：

1.2型糖尿病

右足糖尿病足破溃并感染

2.右下肢动脉粥样硬化闭塞症

3.高血压病3级，很高危组

【临床决策分析】

患者高龄，罹患2型糖尿病，合并右下肢血管粥样硬化闭塞。患者有足趾干性坏疽，且疼痛明显，说明有急性闭塞，且缺血严重。下肢血管超声同样提示血管闭塞。对于绝对缺血、急性缺血，应尽量行下肢血管介入治疗，改善大血管血运。但是患者及家属拒绝相关血管介入治疗。这类患者可行胫骨横向骨搬移做最后一搏，治疗第一目标为保肢，第二目标为降低截肢平面。若保肢失败，经过胫骨横向骨搬移的治疗也可降低截肢平面。患者自股动脉闭塞，截肢平面很有可能会在大腿，但保留膝关节对下肢功能的保留将有重要的意义，所以应行胫骨横向骨搬移治疗。

【治疗过程】

1.术后1个月内，患者胫骨搬移区愈合可，右足第二趾创面渗出一直较少，愈合较慢，肉芽组织生成较少。

2.术后1.5个月，右足第二趾创面无明显愈合，右足跟新出现一约3 cm×4 cm坏死区域，且坏死速度快，术后患者疼痛无明显改善。

3.CTA检查提示：双膝关节以远动脉完全闭塞（图5-2），血管外科会诊建议行DSA，但患者家属最终不同意行DSA。

4.术后6个月行右小腿上段截肢术，残端愈合良好。

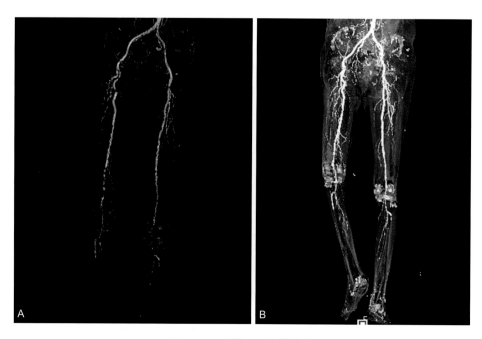

图 5-2 双下肢 CT 血管成像

A、B.双下肢腘动脉以远不显影

5.1 年后患者左足出现坏疽，行左小腿上段截肢术。双下肢 CT 血管成像见图 5-3。

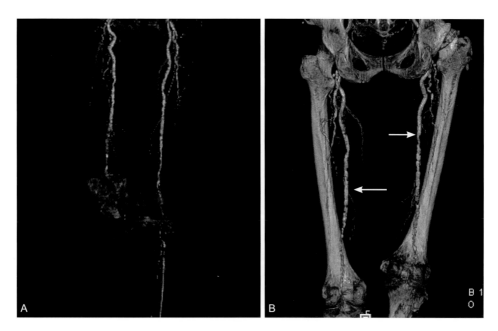

图 5-3　双下肢 CT 血管成像
A. 右侧小腿截肢术后；B. 双下肢股动脉"豆荚"样改变（箭头所示）

【治疗经验与体会】

1. 患者入院后需完善下肢及全身血管方面检查。本例患者为我们开展此项治疗初期的病例，在本例患者出现后，经与超声科讨论，之后的患者均于术前行下肢血管 B 超血流流速测量，避免存在无效血流情况影响术前评估。

2. 本例患者愈合不良原因考虑为以下几方面：其一是患者高龄，组织愈合及再生能力较年轻患者差；其二是患者出现下肢动脉完全闭塞，肢体绝对缺血，创面完全失去灌注。

3. 胫骨横向骨搬移术的适应证虽广，但对于高龄的患者，应充分评估血管硬化、高龄所带来的一系列影响。高龄患者应适当收紧治疗适应范围，在与患者家属沟通过程中，要充分说明相应因素可能带来的影响。

# 第二节　尿毒症合并其他多种合并症

【病例简介】

基本情况：患者男性，56 岁，以"发现糖尿病 20 余年，左足创面不愈 2 月余"入院。

患者 20 余年前诊断为 2 型糖尿病，2 个多月前因左足跟部痛风石大且疼痛，影响日常生活，在外院就诊，行痛风石切除术，术后予抗感染、降糖等对症治疗，创面迁延不愈。

既往史：患者既往高血压 20 余年；痛风 20 余年；尿毒症 2 年余，规律血透治疗；4 个月前因冠心病行冠脉支架植入术，术后予双联抗血小板、调脂等治疗；1 个月前因"心律失常三度房室传导阻滞"，行永久起搏器植入术；有磺胺类药物过敏史。

实验室检查：WBC $8.5 \times 10^9$/L；HGB 91g/L；CRP 287.80 mg/L；ESR 53 mm/h；ALB 33.1 g/L。

诊断：

1.2 型糖尿病

　　左足糖尿病足 3 级（Wagner 3 级、TEXAS 3D）

2.慢性肾脏病 5 期（尿毒症期）

3.冠心病：陈旧性心肌梗死，PCI 术后

4.高血压病

5.痛风

6.下肢动脉闭塞症

患者长期罹患 2 型糖尿病、尿毒症，全身血管侵蚀病变严重，血管壁钙化，失去弹性，甚至闭塞。下肢 X 线片可见从下肢中动脉到足趾小动脉，以及侧支循环均出现明显血管钙化影（图 5-4）。

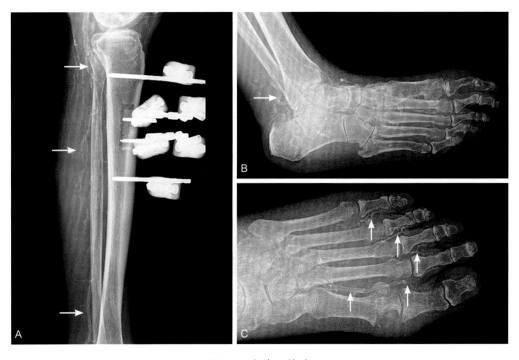

图 5-4　患肢 X 线片

A.胫骨横向骨搬移术后 X 线片，小腿动脉钙化影（箭头所示）；B.踝部 X 线片，可见胫后动脉钙化影；C.足部正位片，可见足底动脉、趾固有动脉钙化影（箭头所示）

【临床决策分析】

患者基础疾病多，2 型糖尿病、尿毒症、创面痛风石沉积、动脉粥样硬化闭塞，均是严重影响创面愈合的负面因素，截肢风险极高。该患者行胫骨横向骨搬移已是最后的选择。

【创面转归】

1.胫骨横向骨搬移术后 2~3 周，截骨区皮瓣苍白，表现出缺血状态（图 5-5A）。术后第 5 周（拆除外固定架后 1 周），截骨区皮瓣坏死、感染（图 5-5B）。术中清创探查，截骨块感染坏死，予以取出（图 5-5C），行负压封闭引流（VSD）治疗。术后 2.5 个月，截骨区溃疡扩大，胫骨外露（图 5-5D）。

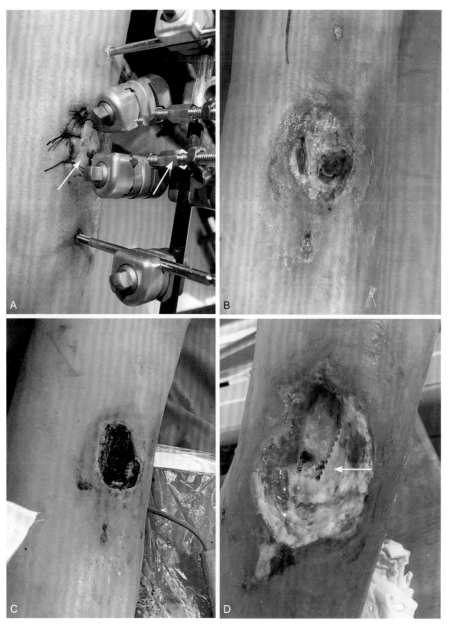

图 5-5　截骨区

A.术后 3 周，截骨区皮瓣苍白，缺血状态（箭头所示）；B.术后 5 周，截骨区皮瓣坏死、感染；C.截骨区清创，取出感染坏死截骨块；D.术后 2.5 个月，截骨区溃疡扩大，胫骨外露（箭头所示）

2. 术后 2 周，跟骨创面出现继发坏死，无肉芽生长征象（图 5-6A）。术后 3 周，创面皮肤呈缺血状态，出现继发坏死（图 5-6B），坏死累及跟骨，致跟骨外露。术后 1 个月，创面干性坏疽（图 5-7）。术后 2 个月，创面坏死扩大。患足足趾缺血发绀，第二趾远节坏死（图 5-8）。同时予以创

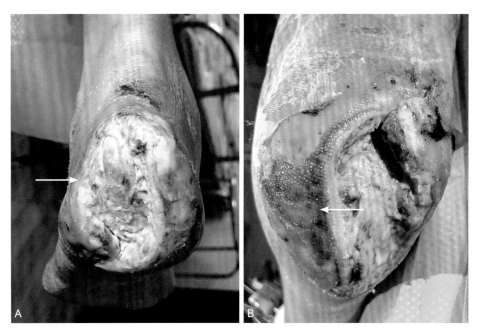

图 5-6　胫骨横向骨搬移术后 2~3 周
A. 术后 2 周，跟骨外露（箭头所示）；B. 术后 3 周，创面无肉芽生长，周围皮肤呈缺血状态（箭头所示）

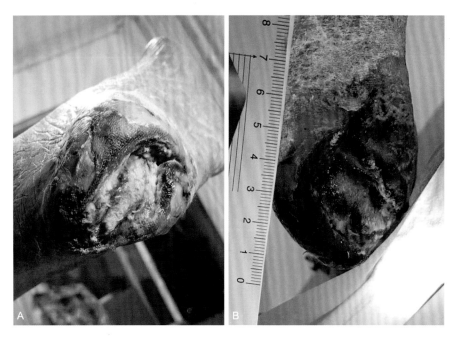

图 5-7　胫骨横向骨搬移术后 1 个月
创面干性坏疽，跟骨外露

面补充清创，清创后可见创面血运差，渗血少（图 5-9）。清创术后，创面仍然无好转，出现继发坏死（图 5-10）。

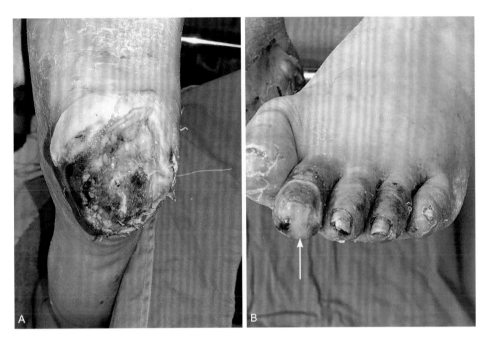

图 5-8　胫骨横向骨搬移术后 2 个月
A. 足跟创面继发坏死；B. 足趾缺血发绀，第二趾远节坏死（箭头所示）

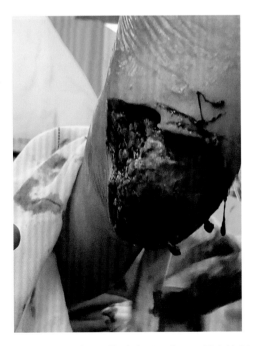

图 5-9　胫骨横向骨搬移术后 2 个月，补充清创
跟骨清创后创面血运差，渗血少

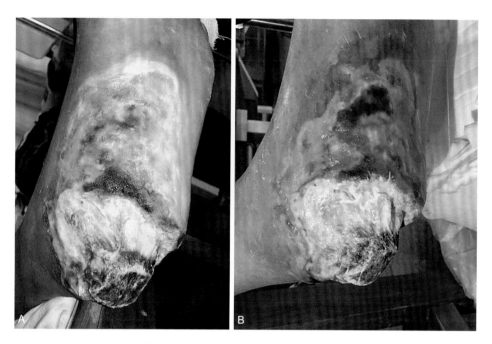

图 5-10　胫骨横向骨搬移术后 2.5~3 个月
继发足底坏死，跟骨干性坏疽

3. 术后 3 个多月经多次清创及对症治疗无效后，在血管外科行下肢动脉造影，提示下肢动脉钙化严重，股动脉连续性中断（图 5-11）。行球囊扩张术，术后创面无明显改善。

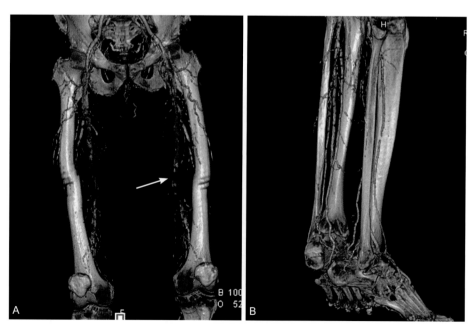

图 5-11　胫骨横向骨搬移术后 3 个月 CTA
下肢动脉钙化严重，股动脉连续性中断（箭头所示）

4.因患者左下肢缺血严重，创面较前增大，同患者家属充分沟通病情后，术后5个月时行左小腿截肢，探查残肢动脉，完全钙化（图5-12、图5-13）。

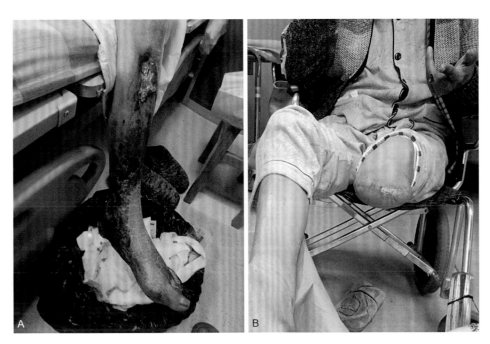

图 5-12　胫骨横向骨搬移术后5个月，截肢
A.继发足底坏死，跟骨干性坏疽；B.截肢

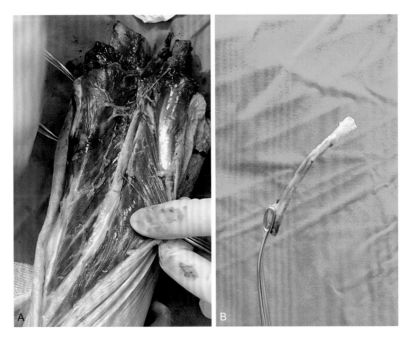

图 5-13　患肢截肢
A.解剖患肢动脉，犹如充满水垢的老化橡皮管；B.硬化之动脉尤如一段骨头

【治疗经验与体会】

1. 本例患者治疗过程复杂，治疗过程中曾出现重度贫血、精神症状等，且冠脉支架植入后抗凝等多种内科因素均对围手术期管理提出了考验，需重视多学科协作，及时与相关科室会诊。

2. 本例患者并非高龄，但合并症多，如长期的尿毒症、痛风等疾病，使机体组织再生能力下降。

3. 左下肢血管病变极严重，血管外科也无法开通大血管，截肢作为最终结局可以预见。

# 第三节　小　　结

1. 胫骨横向骨搬移术治疗糖尿病足适应证较广，在临床工作中通过对疗效不佳患者进行总结，以探索手术禁忌证，对降低医疗风险及提高疗效均有重要意义。

2. 以上两种疗效不佳患者最为典型，需警惕的表现总结为：①高龄，下肢血管病变重，疼痛剧烈，肢体为干性坏疽；②合并肾衰竭、心脑血管疾病。血管病变严重，下肢血管闭塞患者术前评估需更详细、谨慎，充分的术前评估、围手术期多学科协作、严密的跟踪随访，是提高疗效的重点。但需要提出的是，并非全部血管闭塞患者均提示疗效可能不佳，一些患者大血管闭塞，但侧支循环良好者，应用胫骨横向骨搬移，仍可取得良好的预后效果。

3. 若患者疗效不佳，应同患者及家属充分并反复沟通，根据患者实际情况选择后续治疗方案，如疼痛剧烈难忍，截肢可相对积极；但如患者同时合并明显神经病变，疼痛不明显，可适当延长观察周期，因胫骨横向骨搬移术对组织再生的刺激作用，最终可能使患者截肢平面下降以及避免二次截肢。

# 第六章　胫骨横向骨搬移并发症及处理

## 第一节　急性动脉血栓形成

【病例简介】

基本情况：患者男性，40岁，以"左足溃疡约1个半月"入院。

既往史：糖尿病史5年，控糖治疗不规律。

患者1个半月前无明显诱因下出现左足底溃疡，伴流脓、渗液，无全身发热、畏寒等不适，曾在外院行清创＋负压封闭引流（VSD）治疗，但效果不佳，溃疡无明显改善，为进一步治疗来诊。入院后检查确定无明显手术禁忌证，术前查双下肢CTA显示无明显动脉闭塞，在我科行左胫骨横向骨搬移术，手术过程顺利。术后第3天患者突然诉左足冰冷、疼痛，伴麻木，无畏寒、发热等。

体格检查：体温36.7℃；脉搏77次/分；呼吸20次/分；血压110/68 mmHg。左足皮肤苍白，溃疡处无明显坏死组织，皮温降低，毛细血管充盈慢，无法触及足背动脉（图6-1）。

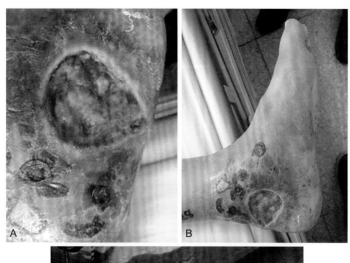

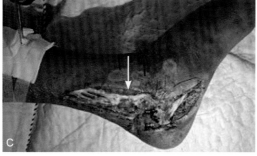

图6-1　术前、术后创面

A、B.清创前创面；C.术后创面，部分肌腱外露（箭头所示）

实验室检查：WBC 7.05 × 10⁹/L，ESR 20 mm/h，CRP 8.55 mg/L，DD 2352 ng/ml。

影像学检查：双下肢动脉超声左下肢胫后中上段、胫前动脉至足背动脉血栓形成（完全阻塞）。双下肢 CTA 示左侧腘动脉下段、腓动脉前段、胫前及胫后动脉、足背动脉闭塞，血栓形成可能性大。

诊断：

1. 2 型糖尿病

    左足糖尿病足破溃并感染

2. 左下肢急性动脉血栓形成

【临床决策与分析】

患者左足糖尿病足，卧床时间久，手术及创面刺激导致血液高凝，并发急性动脉血栓。患者术后第 3 日出现明显的下肢血管闭塞的表现（疼痛、足部冰凉、皮肤发绀等）（图 6-2），再经血管超声及 CTA 明确血栓具体部位，遂行急诊取栓术。

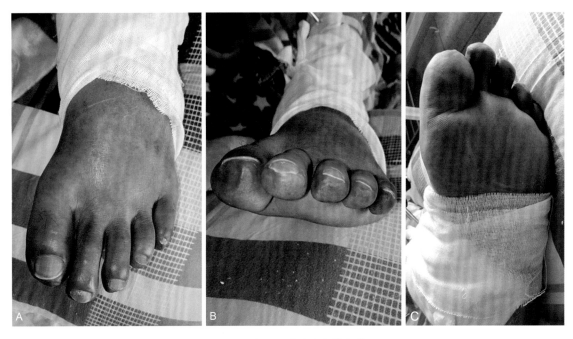

图 6-2　术后下肢动脉急性血栓
A. 足背大理石纹（尸斑）；B. 足趾干瘪；C. 足趾发绀

【创面转归】

　　由血管外科急诊行左侧股动脉切开取栓 + 内膜剥脱 + 溶栓术（图 6-3）。由于术中胫前动脉远端及足背动脉管腔细小，无法取出血栓，术后患者足部疼痛及冰凉症状未明显改善，且溃疡面逐渐扩大，术后 2 周患者足部血运无明显改善，最终不得不行左小腿下段截肢术。

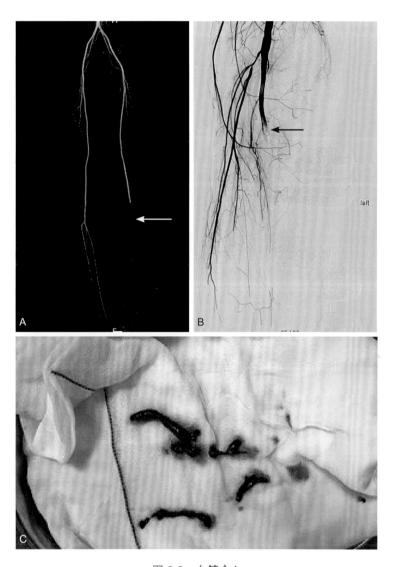

图 6-3　血管介入

A. CTA 示腘动脉闭塞（箭头所示）；B. DSA 示腘动脉显影中断（箭头所示）；C. 术中取出的血栓

该患者下肢动脉急性栓塞，有 2 型糖尿病基础疾病，截肢后创面继发坏死可能性大。为保留膝关节换取更大的功能保留，以及保留胫骨横向骨搬移外固定架，截肢平面选择在截骨区以下。截肢术后继续调节胫骨横向骨搬移外固定架，继续发挥胫骨横向骨搬移的治疗效应，以保证创面不会大段继发坏死。术后创面只出现少许继发坏死，后创面逐渐好转，外露胫腓骨被肉芽组织包裹。外固定架调节结束后，二期手术拆除外固定架的同时，予以残端修整，闭合创面（图 6-4）。

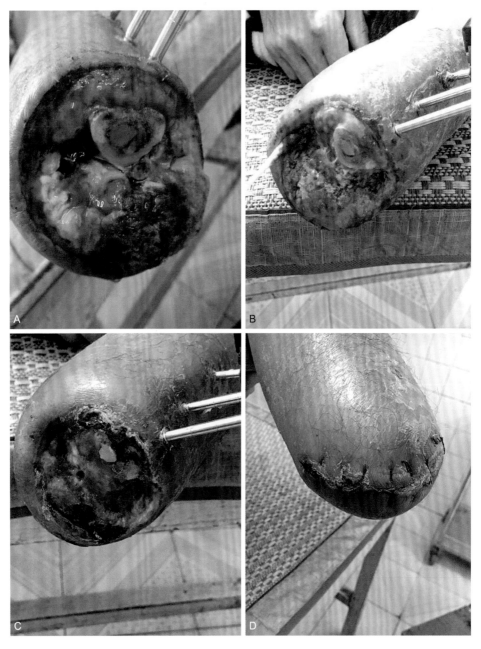

图 6-4　截肢残端

A.胫腓骨外露，断面继发坏死；B.创面新鲜肉芽覆盖；C.创面缩小，骨外露完全被包裹。D.残端愈合，无继发坏死

【治疗经验与体会】

1. 患者长期卧床、创面及手术应激都是血栓形成的高危因素，这类患者在围手术期更应加强预防血栓的形成。在发生急性动脉血栓时，及时进行多学科合作显得尤为重要。

2. 该患者由于自身血管病变，发生急性动脉血栓后介入治疗只能到达腘动脉水平，皮温分界在小腿中段，导致小腿中段以远坏死。患者患有 2 型糖尿病同时合并中动脉病变，残端继发坏死可能性大，所以选择开放性截肢，并保留胫骨横向骨搬移外固定架继续调节，以保证残端创面的愈合。调节完成后，创面明显好转，三期手术后，残端顺利愈合，同时也避免了二次更高平面的截肢。

# 第二节　截骨区感染

## 一、典型病例 1

【病例简介】

患者男性，71 岁。2016 年 8 月因"右足破溃"于我院住院治疗，入院诊断"2 型糖尿病；右足糖尿病足并右足第四趾骨髓炎"，行右胫骨横向骨搬移术 + 右足清创术，手术过程顺利，手术切口无明显异常。术后回家未定期换药、护理不周，此次入院前 5 日无明显诱因下右小腿切口及钉道处出现红、肿、热、痛，伴流脓、皮肤坏疽。

实验室检查：WBC $21.15 \times 10^9$/L ；CRP 110.70 mg/L ；ESR 69 mm/h ；取胫骨区皮肤及骨块分泌物培养结果：金黄色葡萄球菌。

【临床决策分析】

患者行胫骨横向骨搬移术后，外固定架调节已经结束，搬移所带来的再生能力已经存在。对于这类感染只需针对感染清创即可，横向骨搬移的效果可以使截骨区的创面自然愈合。

【创面转归】

予以截骨区清创，探查见截骨块感染，予以摘除，同时行负压吸引治疗（图 6-5 ）。清创术后 2 周，予以减张缝合（图 6-6 ）。继续创面换药，外露肌腱逐渐被肉芽组织包裹，直至痊愈（图 6-7、图 6-8 ）。

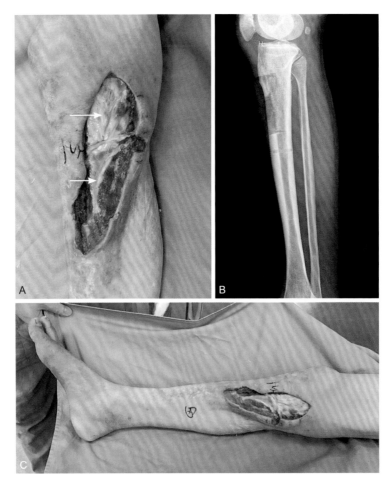

**图 6-5　截骨区清创 + 负压封闭引流术后**
A.去除截骨块、肌腱外露（箭头所示）；B.取出感染骨块后 X 线片；C.患肢

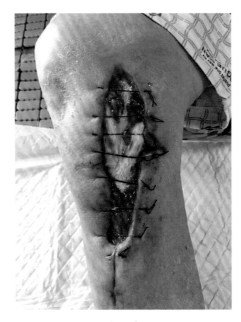

**图 6-6　减张缝合**
术后 2 周，外露肌腱逐渐被肉芽组织包裹

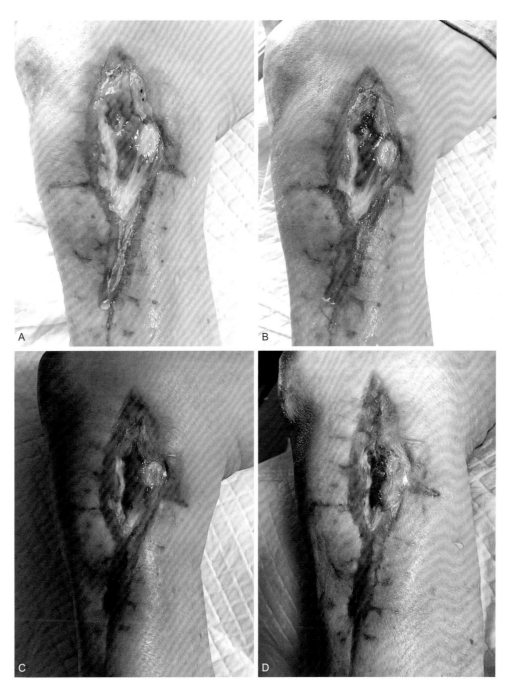

图 6-7　肌腱外露
A. 术后 1.5 个月；B. 术后 2 个月；C. 术后 2.5 个月；D. 术后 3 个月

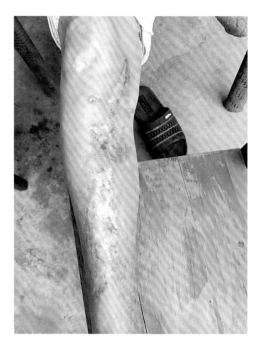

图 6-8 痊愈

【治疗经验与体会】

该患者截骨区感染导致胫骨骨髓炎，但治疗上远比普通骨髓炎要轻松许多。因为胫骨横向骨搬移术后患者再生能力得到了极大提高。对于创面只需清除坏死组织，包括坏死骨、坏死软组织等，切记无须扩大软组织创面，无须扩大截骨，并且炎性肉芽也应当保留，只有确认坏死的组织才需要清除。值得强调的是炎性肉芽的保留，炎性肉芽只是在感染状态下的肉芽组织的一种状态，并非坏死组织。清创后局部炎症得到控制，炎性肉芽会转变为健康组织。而清创术后创面的治疗只需保持创面清洁、引流通畅即可。

## 二、典型病例 2

【病例简介】

患者男性，71 岁。1 个月前因外伤致左足破溃于我院住院治疗。诊断"① 2 型糖尿病足：左侧糖尿病足破溃并感染；② 高血压病；③ 双侧腹股沟疝"。予以左侧胫骨横向骨搬移 + 左足清创术。3 天前，胫骨横向骨搬移外固定架调节完毕，拆除外固定架。拆除后出现钉道感染（图 6-9）。周围皮肤红肿、皮温升高，无全身发热，患者并未就诊，予中药外敷。

体格检查：体温 36.0℃；脉搏 70 次 / 分；呼吸 20 次 / 分；血压 120/75 mmHg。左小腿中上段畸形，数个钉道口及切口处流脓、红肿，局部压痛、皮温升高。

实验室检查：WBC $15.05 \times 10^9$/L；ESR 50 mm/h；CRP 45 mg/L；取钉道口分泌物行细菌培养结果：金黄色葡萄球菌。

【临床决策分析】

患者行胫骨横向骨搬移术后，外固定架调节已经结束，搬移所带来的再生能力已经存在。清创后重要的是保持创面清洁，做好创面深部引流。

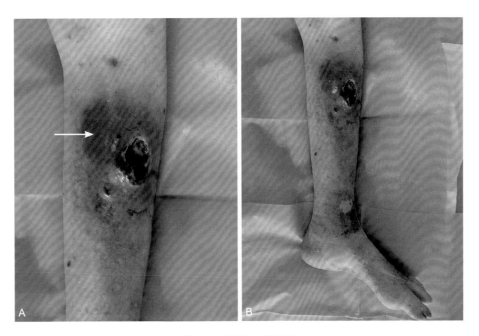

图 6-9　局部皮瓣坏死

A.溃疡周围色素沉着（箭头所示）；B.患肢

【创面转归】

　　患者已经结束搬移过程，有良好的创面愈合能力，所以该创面只需做好清创引流即可自行愈合。换药 2 周，予以纱布条引流，创缘皮肤色素沉着减轻（图 6-10）。换药 4 周，创面结痂、痊愈（图 6-11）。

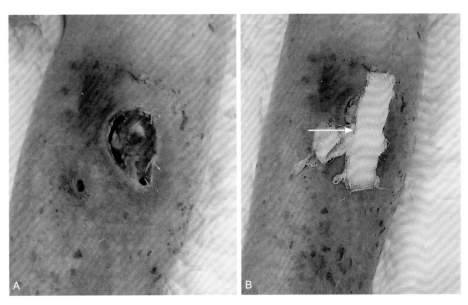

图 6-10　清创术后 2 周

A.溃疡周围色素沉着明显减轻；B.疏松纱布条引流（箭头所示）

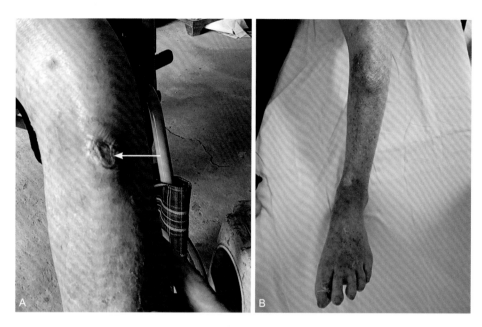

图 6-11 创面结痂、痊愈
A.创面已结痂（箭头所示）；B.痊愈

【治疗经验与体会】

1.切口感染的原因

（1）糖尿病足患者术中，足部为Ⅲ类切口，截骨区为Ⅰ类切口，术前消毒应遵循严格无菌，避免足部创面细菌带入截骨区。

（2）术后护理应由专业医护人员护理，该患者回家自行换药，是导致截骨区感染的主要原因。

（3）患者既往有长期激素治疗或误服激素病史，这类患者局部皮瓣易发生坏死。

（4）严重动脉硬化闭塞症（ASO）患者，因下肢缺血严重，也易发生局部皮瓣坏死。

2.截骨区感染应及时介入治疗，在外固定架调节过程中，截骨块下方会出现死腔，及时敞开引流可以最大限度地控制感染。若感染已波及骨块，应予以摘除。

3.由于截骨区较小，不累及胫骨嵴，对胫骨的整体强度影响不大，摘除骨块对患者的生命安全及生活质量没有明显影响，但术后仍需继续佩戴支具，限制过度负重，避免发生骨折。

# 第三节　钉道感染

【病例简介】

患者男性，61岁，1个月前因"左足破溃并感染1个月余"入院，诊断："①2型糖尿病足：左足糖尿病足破溃并感染；②高血压病；③神经性皮炎"。行左侧胫骨横向骨搬移＋左足清创术。术后自行在家换药护理。术后1个月，左侧胫骨钉道出现异常分泌物，伴有周围皮肤红肿（图6-12A）。

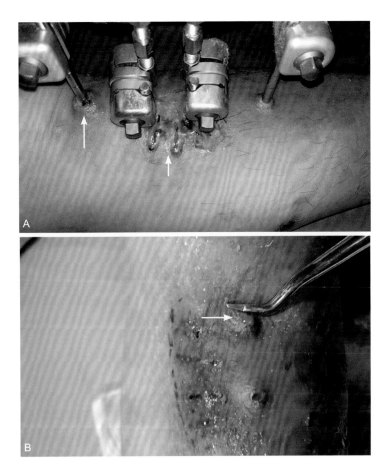

图 6-12 钉道感染
A.钉道、线结反应（箭头所示）; B.拆除外固定架后，钉道脓性分泌物（箭头所示）

【临床决策分析】

钉道感染是外固定架系统最常见的并发症，患者术后 1 月，已经完成搬移。拆除胫骨横向骨搬移外固定架系统，予以纱布条引流即可。

【创面转归】

胫骨横向骨搬移外固定架已调节完成，予以拆除，用小纱布条引流（图 6-12B）。但须注意在使用小纱布条引流时切忌填塞过紧，反而堵流。引流过程中，若不用纱布条引流，钉道皮肤会很快闭合（约 1 天），而此时钉道感染并未引流干净，导致脓肿形成。而纱布条则可以很好地阻挡窦道皮肤闭合，同时纱布条的虹吸作用又可以将深部的脓液吸出。每日换药时，视引流量情况，逐渐缩小纱布条深度（图 6-13 ），达到由内而外的愈合（图 6-14 ）。

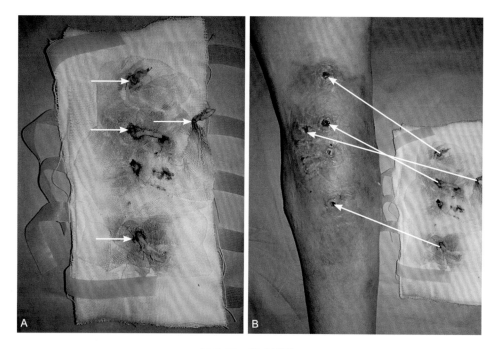

图 6-13　纱布引流

A.引流小纱布条（箭头所示）；B.感染较前好转，对应引流条

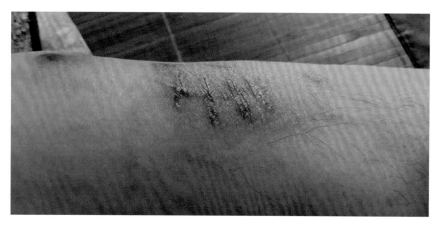

图 6-14　钉道感染痊愈

【治疗经验与体会】

1.单纯钉道感染多为术后钉道护理不佳所致，该患者术后自行换药，导致了钉道感染。

2.单纯钉道感染可不用切开清创，应予以小纱布条引流，每日更换。若不予以引流，窦道会很快闭合，导致堵流，形成脓腔，感染加重。

# 第四节　截骨区骨折

【病例简介】

患者男性，52岁，1个月前因右足破溃于我院住院治疗，诊断"2型糖尿病：右足糖尿病足破溃并感染"，行右侧胫骨横向骨搬移+右足清创术。术后遵嘱调节外固定支架。1天前，因摔倒致右小腿畸形、疼痛来诊。

体格检查：可见搬移架变形，右小腿中上段畸形，局部肿胀，无明显皮肤破溃，可触及骨擦感，有局部压痛。

影像学检查：X线检查示右胫骨中上段骨折（图6-15A、B）。

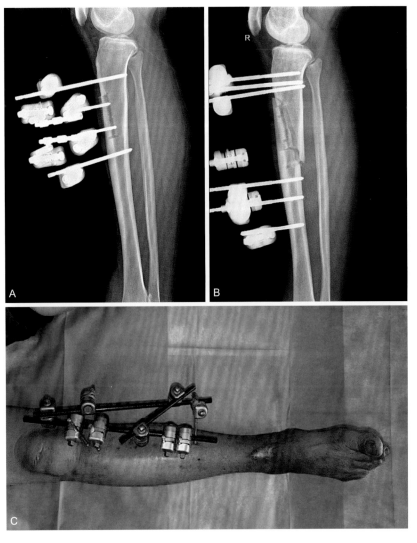

图6-15　截骨区骨折

A.胫骨横向骨搬移术后X线片；B.骨折外固定术后X线片；C.骨折外固定

【临床决策分析】

患者截骨区骨质强度下降，摔倒后截骨区成为应力释放点，导致骨折。但胫骨横向骨搬移外固定架系统本身就具有两个部分：调节部、固定部。固定部属于外固定架，对于骨折，只需加强外固定系统即可。调节部相对独立，不受影响，可以继续进行调节。

【治疗过程】

予以骨折区外固定架固定，同时进行胫骨横向骨搬移（图 6-15C）。截骨区的骨折固定后，并不影响胫骨横向骨搬移的调节及治疗效果，创面顺利愈合（图 6-16）。骨折区有效固定，骨折也顺利愈合（图 6-17）。

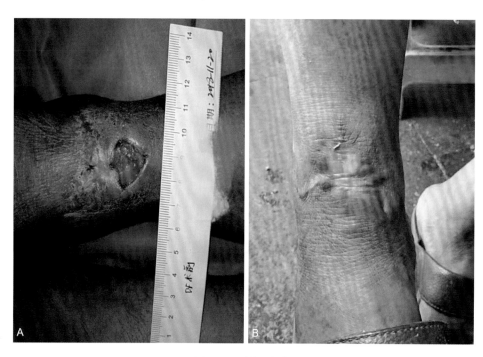

图 6-16　创面愈合
A.术前溃疡；B.溃疡愈合

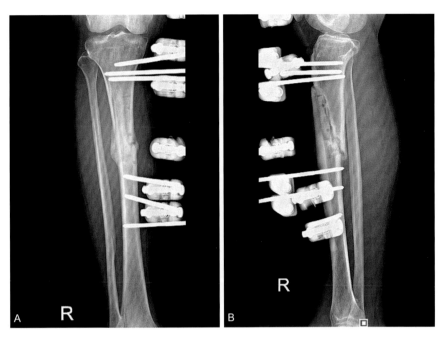

图 6-17　骨折愈合
A. 正位片；B. 侧位片

【治疗经验与体会】

1. 胫骨横向骨搬移术需在胫骨截取骨块，造成胫骨强度有一定的下降，在术后 3~6 个月的时间内应注意不要过度负重及摔倒等暴力撞击。但可以扶拐满足日常生活需求。

2. 胫骨横向骨搬移术中截骨应严格按照微创截骨要求进行，避开胫骨嵴。

3. 若发生截骨区骨折，可不拆除外固定架，外加适当骨针行骨折外固定即可，同时不影响骨搬移的调节。

# 附录

胫骨横向骨搬移治疗重度糖尿病足时间线：

2013 年率先开展胫骨横向骨搬移治疗糖尿病足

2015 年发表第一篇胫骨横向骨搬移治疗糖尿病足中文论文

2019 年成立首个全国性胫骨横向骨搬移治疗糖尿病足学组

2019 年发表第一篇胫骨横向骨搬移治疗糖尿病足英文论文（刊名 CORR，SCI)

2020 年发表第一版胫骨横向骨搬移治疗糖尿病足专家共识

2022 年发表第一篇胫骨横向骨搬移治疗糖尿病足多中心临床研究论文（刊名 JOT，SCI ）